家庭 艾灸

边学边用

张耀中◎编著

吉林科学技术出版社

图书在版编目（CIP）数据

家庭艾灸边学边用 / 张耀中编著. -- 长春：吉林
科学技术出版社，2013.8
ISBN 978-7-5384-6998-1

Ⅰ. ①家… Ⅱ. ①张… Ⅲ. ①艾灸 Ⅳ.①R245.81

中国版本图书馆CIP数据核字(2013)第200714号

家庭艾灸边学边用

主　　编	张耀中	
副 主 编	陈麒羽　郭彩霞	
编　　委	齐　山　王长宏　万学文　吕　鹏　吴　鹏　薛均来　方美善	
	魏　君　王羽锋　吕明泽　陆　彪　张　驰　王曼鸿	
出 版 人	李　梁	
策划责任编辑	隋云平	
执行责任编辑	孟　盟	
摄影模特	王方明　董月珉	
封面设计	南关区涂图设计工作室	
开　　本	710mm×1000mm　1/16	
字　　数	200千字	
印　　张	14	
印　　数	1-8000册	
版　　次	2014年4月第1版	
印　　次	2022年1月第2次印刷	

出　　版	吉林科学技术出版社
发　　行	吉林科学技术出版社
地　　址	长春市人民大街4646号
邮　　编	130021
发行部电话/传真	0431-85677817　85635177　85651759
	85651628　85600611　85670016
储运部电话	0431-84612872
编辑部电话	0431-85659498
网　　址	www.jlstp.net
印　　刷	唐山才智印刷有限公司

书　　号	ISBN 978-7-5384-6998-1
定　　价	58.00元

如有印装质量问题可寄出版社调换

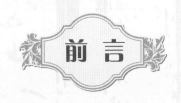

传世瑰宝
——放在家中的保健医师

中医，流传于千百年来的中华血脉中，是华夏子孙与病魔做斗争的神兵利器，其精妙的医学理论，丰富的诊疗手段，使无数的中华儿女解除病痛，重获健康。最近，在众多的中医技法当中，有一种外治疗法格外引人关注。中医的外治疗法大多属于自然疗法，在中医治法中占有重要的地位，包括按摩、针灸、刮痧、拔罐等等，因其疗效显著，操作方便，经济实惠而受到老百姓的喜爱。很多人甚至可以通过学习一些简单的治疗方法在家中进行自我保健治疗，既免去了往返医院的奔波之苦，又节约了看病吃药的开销，可谓一举多得。

本系列图书以中医学外治疗法为主，包括：按摩疗法、艾灸疗法、刮痧疗法、反射区疗法和简便取穴法，作者根据自己的专业和临床经验，精心总结了一套适合老百姓在家中就能自我治疗的方法，不仅能有效的治疗和祛除常见病症，更具有安全无创伤、经济花费少、无不良反应的特点，使健康之法走入千家万户，为百姓的健康筑起一道坚实的城墙。

书中全面系统地介绍了各种疗法的基础理论，注意事项和使用方法，内容不仅科学严谨，并且更加通俗易懂，使读者一看就懂、一学就会。本套书针对广大家庭中的各种常见病症，从头疼脑热、感冒咳嗽、颈肩腰痛，到糖尿病、高血压、高血脂、心脑血管等疾病，均有详细的讲述，列举了这些中医外治疗法中的经典选穴配方和操作方法，这些方法都极其简单，每一步都配有图片展示，使没有任何医学基础的人都能学会如何使用。

由于某些不健康的生活方式，大多数人尚处于亚健康状态中，他们需要学会一种方法来捍卫自己的健康，因此掌握一些必要的医学知识已是现代人迫不及待的需求。按摩疗法、艾灸疗法、刮痧疗法、反射区疗法和简便取穴法都是祖国医学的神圣瑰宝，所以本套图书，可以帮助我们修身齐家，延年益寿，何乐而不为呢。

但是任何一种疗法都有其自身的局限性，多种疗法配合往往效果更为显著。我们在为读者提供一种治病养生方法的同时更要强调，如果经一段时间的治疗没有达到理想的治疗效果，或病情有加重的趋势，请及时就医，请专业医生指导治疗，以免延误病情。

目 录

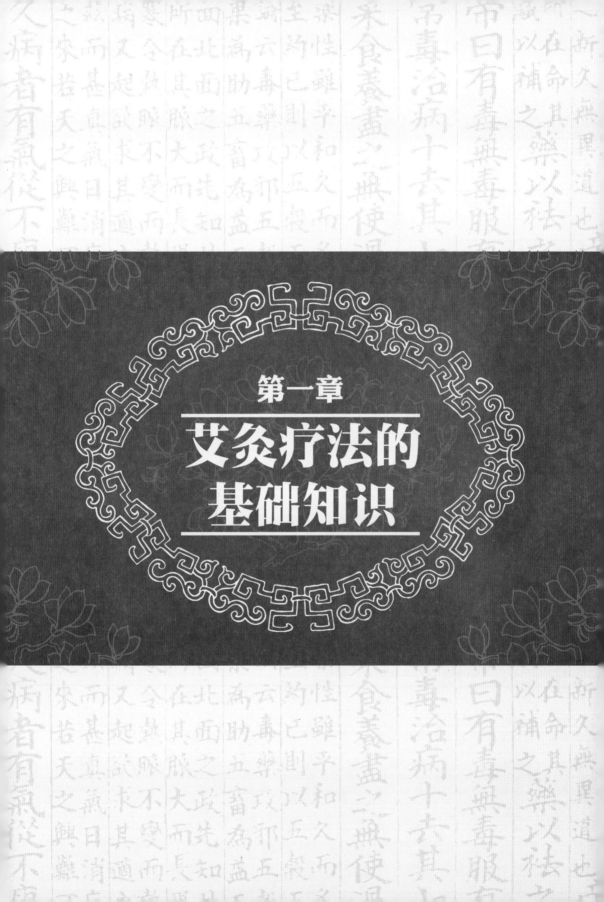

第一章

艾灸疗法的基础知识

8

第一节 艾灸疗法的历史

艾灸疗法是我国古代劳动人民长期与疾病作斗争的经验结晶，是我国传统医学中的瑰宝。艾灸历史源远流长，在我国用艾灸疗法健身、防病、治病已有数千年的历史。当今，艾灸疗法的显著效果已经得到世界医学界的公认，并受到世界卫生组织的重视。

火的发现和使用与人类结下了不解之缘！火的掌握既可以使远古人类躲避猛兽的侵袭，又可抵御严寒酷冬，还可将树木等用火燃着后灸于患处，以祛除寒邪、解除痛苦。灸法的运用起源于石器时代人类掌握用火之后。在我国，用艾灸疗法健身、防病、治病已有数千年的历史。《庄子》中有"越人熏之以艾"的记载，《孟子》中也有"七年之疾，当求三年之艾"的记载。《黄帝内经》中对艾灸疗法进行了较为系统的论述，为针灸理论奠定了基础。战国时期的扁鹊用灸法救治了濒临死亡的虢国太子，被后人称为神医。三国时期的华佗除了手术技术高超之外，还擅长灸疗，他发明的夹脊穴一直被人们沿用。

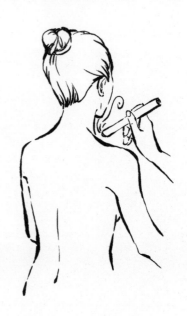

在春秋战国时期，艾灸疗法的实际临床运用已颇为流行。最初，灸疗主要用于治疗寒证，以后逐渐发展为治疗全身不同性质的多种疾病。

清代时期，艾疗也有所创新，如砭缸灸、针柄烧艾灸(温针灸)、隔面碗灸等。到清末，由于帝国主义的侵略和西方文化的入侵，艾疗同中医、针刺法一样，备受摧残，停滞不前，使艾疗一度濒于灭迹之境。但因其灸法的自身特点——简便、安全、有效、价廉，在民间流传广泛，深深扎根于民众之中。

温馨提示

在灸疗实际操作过程中，对灸火的材料要有所选择，松、柏、竹、橘、榆、枳、桑、枣八木对人体有所伤害，不宜作为灸火，但桑树灸在后世亦有用之者。其中艾叶熏灸的疗效最为显著，所以在灸疗时才逐渐用艾叶来代替其他材料。

第二节 | 艾灸的优点

艾灸是建立在人体经络穴位的认识之上的，借艾火的纯阳热力和药力给人体以温热刺激，通过经络腧穴的传导，调节脏腑阴阳平衡，以达治病防病，养生保健的目的。艾灸疗法是一种神奇的治疗保健方法，它有很多的优点，如种类多样、安全可靠、操作简便、治疗范围广泛、疗效迅速等。

种类多样

艾灸疗法种类的多样性，不仅在于艾灸材料的多样，也有操作方法的多样。尤其艾灸时灵活运用不同穴位相配合的方法，更能丰富艾灸的治疗方法，使治疗效果达到最佳。

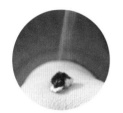
直接灸

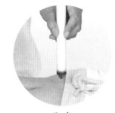
悬灸

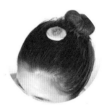
隔姜灸

安全可靠

艾灸疗法没有不良反应，比针刺、刮痧、拔罐疗法更安全可靠。即使是不了解艾灸的人，也不会因为操作方法不规范而影响治疗效果，在家中可以放心大胆地操作艾灸疗法。

治疗范围广泛

艾灸可以治疗四百多种疾病，而且疗效显著。内科、外科、妇科、儿科、五官科、皮肤科等都属于艾灸的治疗范围，一些常见病、多发病以及疑难杂症，用艾灸往往可以收到意想不到的效果。

操作简便

艾灸的操作方法简单易学。认真学习就能懂得正确的艾灸方法。

疗效迅速

艾灸疗法操作简便且疗效迅速，对一些虚寒证见效更快。如冬天常见的冻疮，通过艾灸中脘穴（位于人体上腹部，前正中线上），往往可以快速缓解症状。也可以通过艾灸缓解常见的女性痛经。

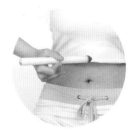

艾灸的工具

艾灸疗法中最主要的材料就是艾草。艾草具有食用、饮用、清洁等广泛的用途，因此称为"神仙草"。中医认为，艾草可以理气血、逐寒湿、温经脉、止冷痛。艾草煎汤可外洗治疗湿疮疥癣、祛湿止痒，艾草炒炭还可止血。另外，将艾草制成艾条、艾炷之后，具有温经通络、行气活血、祛湿逐寒、消肿散结、回阳救逆等功效。

10

🌀 艾绒的选择

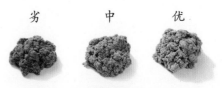

劣　　中　　优

色

陈艾是土黄色或者金黄色的；当年艾是绿色的。

味

陈艾气味芳香、不刺鼻；当年艾闻起来有青草味。

艾条的相

质量好的艾条外观整洁，包装紧实，如果包装松软，可能是质量不好。

烟

质量好的艾点燃后，艾烟淡白，气味香、不刺鼻；质量不好的艾点燃后，艾烟发黑且有种强烈的刺鼻气味。

火

质量好的艾条火力柔和，点燃的部分呈红透燃火状，用手掌试火力，有热气熏烤的感觉，渗透力大、灸感强、疗效好；质量不好的艾条试火时皮肤有烧灼感。

相

绒体细腻且用手指能捏成型的艾绒是质量好的，里面有枝梗或者其他杂质的艾绒是质量不好的。

🌀 艾炷

为了便于平放和点燃，可以将艾绒做成圆锥体，就是艾炷。可将艾炷分为大、中、小三种类型，大者如蚕豆大小，中者如黄豆大小，小者为麦粒大小。艾炷的大小可因施灸对象和施灸部位而定，对老年人及小孩施灸可用小艾炷，外科施灸可用大艾炷。

艾条

一般中药店有艾条成品出售。艾条操作简便，使用后不起疱，无痛苦，还可以自己施灸，故艾条的应用比较广泛。

艾灸盒

艾灸盒是艾灸时盛放艾条的器材，携带方便，种类多，很受百姓欢迎。

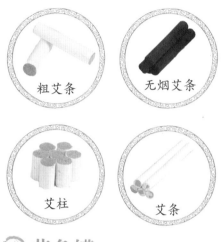

粗艾条　无烟艾条　艾柱　艾条

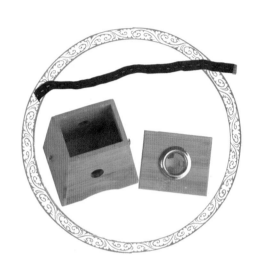

艾灸罐

艾灸罐是盛放艾柱或艾绒的器材，携带方便，易于操作。

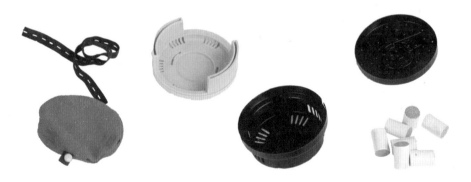

药艾条

艾绒和药物粉末混合制成的艾条称为"药艾条"。药艾条可根据需要而定。古代有两种药物配方，一种名为太乙神针，是用檀香、山柰、羌活、桂枝、木香、雄黄、白芷、细辛等药物配合而成的药艾条；一种名为雷火神针，是用艾绒、沉香、木香、乳香、茵陈、羌活、干姜、穿山甲、麝香等药物制成的药艾条。

第四节 艾灸的操作手法

运用艾灸疗法时，常用的操作手法为温和灸、雀啄灸、回旋灸、隔姜灸、隔蒜灸、隔盐灸等。

🐉 温和灸 →

将艾条的一端点燃，对准应灸的腧穴或患处，距离皮肤2～3厘米处进行熏灸，使局部有温热感而无灼痛为宜，一般每穴灸10～15分钟，至皮肤红晕为度。温和灸适用于各种病症。

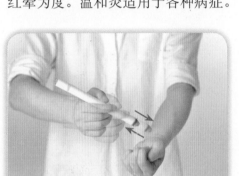

🐉 雀啄灸 ←

用雀啄灸法施灸时，艾条点燃的一端对准施灸部位，但不需要与施灸部位的皮肤保持一定的距离，而是像鸟雀啄食一样，一上一下地施灸。施灸时，一般可灸5分钟左右。适用于治疗小儿疾病或晕厥的急救等。

🐉 回旋灸 ↓

用回旋灸法施灸时，艾条点燃的一端与施灸部位的皮肤虽然保持一定的距离，但不是固定不动，而是向左右方向移动或反复旋转地施灸，距离皮肤2～3厘米。一般灸20～30分钟，适用于风湿痛、神经性麻痹及广泛性皮炎。

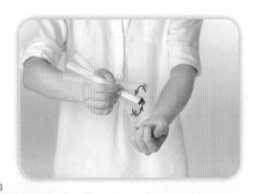

温和灸测温方法

如果遇到局部知觉减退或小儿患者等，可以把示指和中指放在施灸部位的两侧，通过手指测量受热温度，以便随时调节施灸时间和距离，防止烫伤。

🌀 隔姜灸 →

将鲜生姜切成一个硬币厚的薄片，姜片中间用牙签穿数个孔，上置艾炷点燃之后放在施灸部位。隔姜灸一般灸5～10壮，以皮肤红晕不起疱为度。当艾炷燃尽后，可更换艾炷再灸。隔姜灸适用于一切外感表证和虚寒病证。

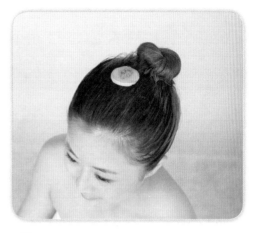

🌀 隔蒜灸 ↓

将鲜大蒜头切成0.2～0.3厘米的薄片，蒜片中间用针穿数个孔，上置艾炷点燃后，放在施灸部位，待艾炷燃尽后，可更换艾炷再灸，一般灸5～7壮。隔蒜灸多用于肺结核、腹中积块及胃溃疡疡等疾病的治疗。

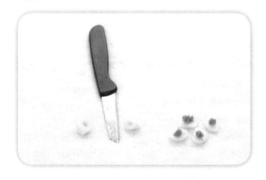

🌀 隔盐灸

隔盐灸时用纯净干燥的食盐填敷于脐部，使其与脐周围皮肤相平，上置艾炷施灸，患者稍感灼痛时，立即更换艾炷。为防止食盐受热后爆起而致伤，也可在食盐上放置姜片后再施灸。一般灸5～9壮。连续施隔盐灸有回阳、救逆、固脱之功效。常用于治疗寒性腹痛、吐泻、痢疾、淋病等。

温和灸的标准

温和灸应以施灸部位没有明显的灼痛感，灸后不起疱、不留瘢痕为标准，主要观察皮肤潮红的状态。皮肤潮红与皮肤敏感度及施灸的部位有关，皮肤敏感度较高人，灸的时间短、壮数少，就可达到皮肤潮红的状态；人体的背面及肢体外侧面潮红较肢体内侧面慢，且较耐温，需要灸得时间长、壮数多。

第五节 | 艾灸的操作要领

艾灸的操作方法很多，且简单易学。本节介绍如何点燃艾灸条，如何熄灭艾灸条，如何处理快用完的艾灸条和随身灸、艾灸盒的使用方法，以及隔姜灸的方法。

悬灸的施灸方法

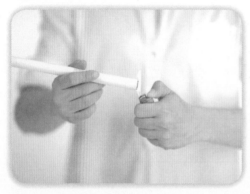

步骤 ① ←

取一支艾条，用打火机或火柴将其点燃。

步骤 ② →

点燃后，待艾条头部充分燃烧，徐徐冒出艾烟。

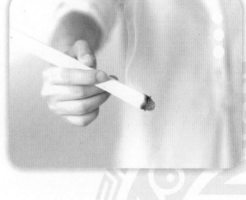

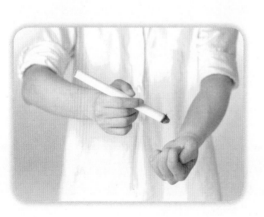

步骤 ③ ←

将充分燃烧的艾条悬在需要施灸的部位距2～3厘米施灸。

☯ 熄灭艾条的方法

步骤 ① ↓

很多人在使用艾条的时候都会遇到这样的问题，点燃后的艾条非常难熄灭，有时候稍不留神，没有完全熄灭的艾条又会燃烧起来。

步骤 ② ↓

在熄灭艾条时，将点燃的艾条塞入20毫升的塑料针管内，一段时候后艾条就会自然熄灭。尽量将艾条长时间放置在针管内，防止艾条熄灭不彻底而再次燃烧。

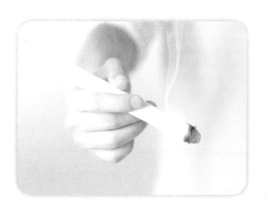

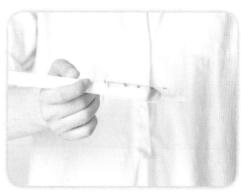

☯ 利用快用完的艾条的小窍门

步骤 ① ↓

艾条快用完的时候，只剩下一小部分，如果继续用手拿着施灸可能会烫伤手部。

步骤 ② ↓

这时可以将剩下的艾条头用针头穿起来继续艾灸，起到了节约的作用。

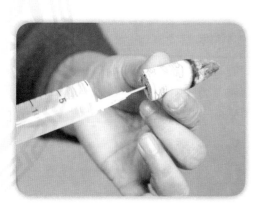

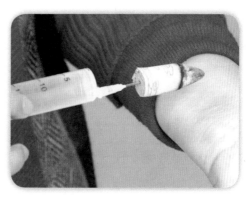

🐉 用吹灸治疗耳部疾病的方法

① 用纸卷成一圆锥形，圆锥形细的部分要留一个0.3～0.5毫米大小的口。

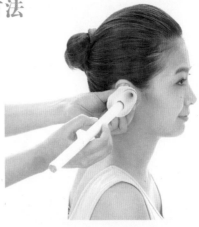

②

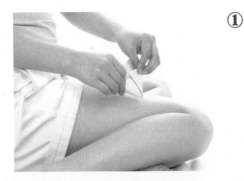

①

② 用手握纸筒，侧低头，把艾条对准纸筒大口吹艾条燃烧的部分，使艾烟顺着纸筒进入耳道，热度以可以忍受为度。每天吹灸1～2次即可，每次时间以适度为好。

🐉 艾灰的妙用

缓解脚痒、脚气	脚痒时，在痒处涂抹艾灰，可以迅速止痒。如果脚气特别严重，可以同时艾灸，效果非常好。
祛除青春痘	脸上或身上长了痘痘，又红又肿，可以抹上点儿艾灰。痘痘会很快干瘪，而且不留瘢痕。
除幼儿尿布疹	用麻油将艾灰调匀，涂在孩子起疹子的地方，然后再穿上纸尿裤。下次换纸尿裤的时候，孩子的尿布疹会消失。
美容	用蛋清或者用牛奶和蜂蜜将艾灰调匀，调得稠一些，然后涂在脸上，20分钟后洗去，有美白和嫩肤的效果。
除味和吸潮	艾灰用棉布袋装好，扎好袋口，可以放在厕所、厨房、冰箱中清除异味，效果可以和竹炭媲美。还可以将艾灰包放在鞋里，既可以吸潮，又可以除脚臭。
养花	把艾灰拌在土里，家中的花花草草会变得生机勃勃。

✿ 艾灸罐的使用方法

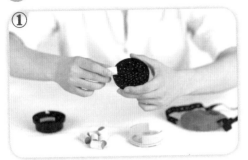

①将艾柱插入随身灸中的铁签上。

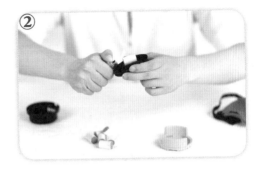

②用火点燃艾柱。

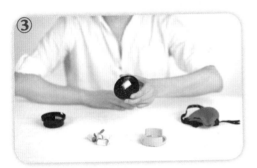

③待艾柱充分燃烧。

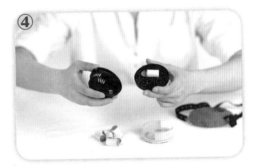

④将艾灸罐的铁盖盖上。

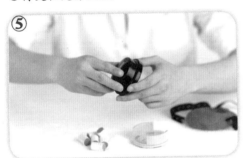

⑤盖上铁盖后，将铁盖旋紧。

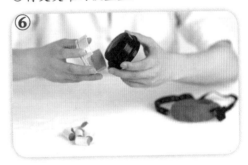

⑥扣上塑料盖，旋转塑料盖上调风口。

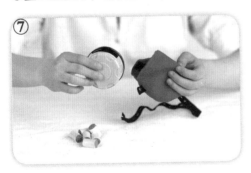

⑦将艾灸罐放在袋中。

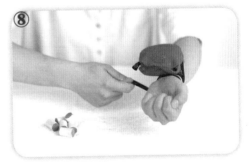

⑧将艾灸罐绑在需要艾灸的部位上。

艾灸盒的使用方法

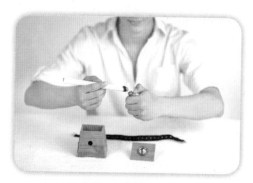

步骤 1 ←

点燃艾条，待艾条头部充分燃烧。

步骤 2 →

将点燃后的艾条插入艾灸盒盖放置艾条的孔中。

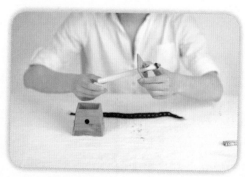

步骤 3 ←

盖上插好艾条的艾灸盒盖。

步骤 4 →

将艾灸盒绑在需要艾灸的部位上。

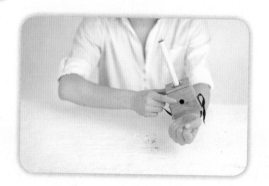

⚛ 隔姜灸的方法

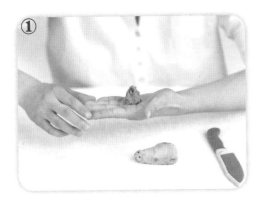

①将艾绒捏成大小适中的圆锥形。*

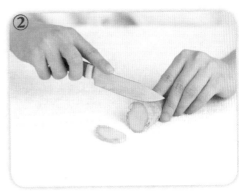

②将鲜姜切成0.5厘米厚的姜片。

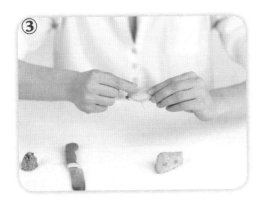

③在姜片上穿数个孔。

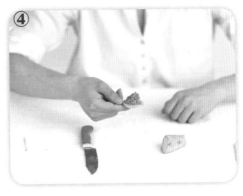

④将圆锥形的艾绒炷放在姜片上。

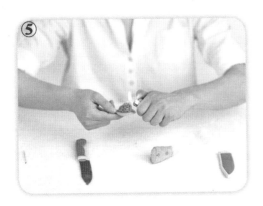

⑤点燃艾绒。

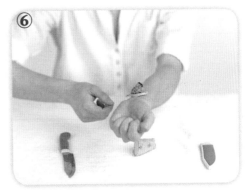

⑥把点燃艾绒的姜片放在需要艾灸的部位上。

*为演示方便，为拍摄方便，示范用的艾炷较大。实际隔姜灸时，艾炷的大小请参照蚕豆、麦粒、小米粒。艾炷过大容易烫伤。

艾灸后的反应

每个人的体质不同，在艾灸之后有不同的反应。有些人只有皮肤潮红，口渴等轻微表象，而有些人会出现失眠、上火、皮肤红疹等严重的身体不适表现。

皮肤潮红

艾灸时，由于热力的作用，会使局部的毛细血管扩张，刺激血液流动，所以会出现皮肤潮红的现象。

灸疮

灸疮是艾灸的特征性表现，艾灸后出现灸疮表明艾灸施治初具疗效。出现灸疮期间也要坚持温和灸，让艾灸效力持续，否则会出现病情反复。

灸疱

灸疱是灸疮的前一个阶段，多见于化脓灸。

口渴

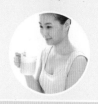

很多人在艾灸之后会感到口渴，这是正常的。艾灸后可以喝红糖水或温开水，不要喝菊花茶等寒凉性的饮料，否则会影响艾灸的效果。

排病反应

在没有其他致病因素的情况下，出现身体或艾灸部位的不适，则是正常的排病反应。这是身体自我修复系统对病邪的调节现象。

第七节 艾灸疗法的适应证与禁忌证

艾灸疗法虽有治病防病的功效，但艾灸并不是万能的。艾灸疗法与其他疗法一样也有适应证与禁忌证。在艾灸的同时，也要注意自己是否适合艾灸。

艾灸疗法的适应证

艾灸疗法的作用	适应证
疏风解表、温中散寒	外感风寒表证及中焦虚寒呕吐、腹痛、泄泻等。
温经散寒、通痹止痛	寒凝血滞、经络痹阻引起的病症，如风寒湿痹、痛经、经闭、寒疝腹痛等。
补中益气，升阳举陷	气虚下陷、脏器下垂之证，如胃下垂、肾下垂、子宫脱垂、脱肛以及崩漏日久不愈等。
温阳补虚、回阳固脱	脾肾阳虚，元气暴脱之证，如久泄、久痢、遗尿、遗精、阳痿、早泄、虚脱、休克等。
消瘀散结，拔毒泄热	外科疮疡初起或疮疡溃久不愈，以及瘰疬等证。
降逆下气	气逆上冲的病症，如脚气冲心、肝阳上亢之证。

艾灸疗法的禁忌证

颜面部、颈部及大血管走行的体表区域、黏膜附近，不宜直接灸。

器质性心脏病伴心功能不全，精神分裂症，孕妇的腹部、腰骶部，不宜施灸。

属实热证或阴虚发热、邪热内炽等证，如高热、高血压危象、肺结核晚期、大量咯血、呕吐、严重贫血、急性传染性疾病、皮肤痈疽疮疖并有发热者，不宜使用艾灸疗法。

第八节 艾灸疗法的注意事项

艾灸具有效果明显、简便易行、经济实用的优点，几乎没有不良反应。但在艾灸过程中，一定要认真按照治疗原则和操作方法进行。

施灸前

要将所选穴位或施灸部位用温水或乙醇（酒精）棉球擦洗干净，灸后注意保持局部皮肤的温度，防止受凉，影响治疗效果。

灸治过程中

要注意安全使用火种，防止艾火灼伤皮肤，防止烧坏衣服、被褥等物品。尤其在颜面部施灸时或给幼儿患者施灸时要特别注意。

影响艾灸疗法效果的因素

灸治结束后

必须将燃着的艾绒彻底熄灭，以防事故发生。

灸法操作方法上的补泻

补法施灸，需艾火自灭，使火力缓缓渗入人体皮肤深层，以补虚扶赢，温阳起陷。

泻法施灸，需用口吹使火速燃，不燃至皮肉，力促而短，以起消散作用。

材料	艾叶加工成艾绒后易于燃烧，燃烧时热力温和，直达人体深部。
刺激强度	多次短时强刺激可以达到时间整合后的连续强刺激的效果。
灸不离穴	艾灸要针对穴位刺激，艾灸的取穴不一定多，但要对症，就要选重点穴。
施灸时间	久用火为灸，要取得根本性的疗效，必须长时间艾灸。
感传	用灸法后局部会出现温热、麻木、如虫爬行等感觉，即为灸感。灸感是艾灸疗效的保证。
艾灸顺序	尽量以先灸上，后灸下；先灸背，后灸腹；先灸头，后灸肢；先阳经，后阴经；先少后多为施灸的顺序。

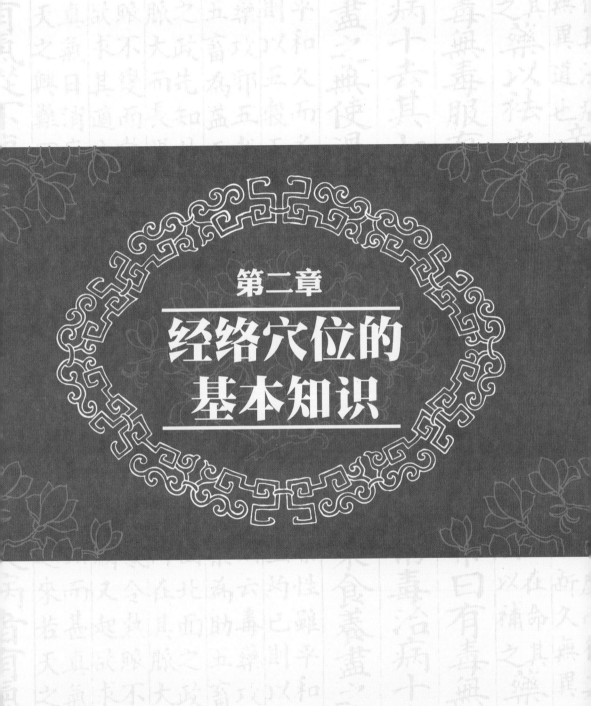

第二章

经络穴位的基本知识

第一节

经络和穴位

经络学说是祖国医学理论的重要组成部分。《黄帝内经》中关于经络的记载说，"内属于脏腑，外络于肢节"。

腧穴又称作"节""会""气穴""骨空"等；后世医家还将其称为"孔穴""穴道""穴位"等。

经络的含义

经络是经脉和络脉的总称，是人体联络、运输和传导的体系。"经"是经络系统中的主干，有路径的含义，即可贯通上下、沟通内外；"络"是经脉别出的分支，有网络的含义，络脉较经脉细小，纵横交错，遍布全身。

腧穴的含义

腧穴是人体脏腑、经络之气输注于身体表面的特殊部位。"腧"有转输、输注的含义，是经气转输的场所；"穴"有空隙的含义，是经气所居的场所。

人体的腧穴既是疾病的反应点，又是针灸的施术部位。多数腧穴归属于各个经络，经络又隶属于各个脏腑。将治疗手法作用于腧穴，可通经络、行气血、益脏腑，因此腧穴与人体的经络、脏腑、气血密切相关。

配穴原则

配穴方法是在选穴原则的基础上，选取主治相同或相近，具有协同作用的腧穴加以配伍应用的方法。配穴方法主要包括本经配穴、表里经配穴、上下配穴、前后配穴和左右配穴等。配穴是选穴原则的具体应用，配穴直接影响治疗效果。配穴时要坚持少而精的原则，突出主要腧穴的作用，适当配伍次要腧穴。

十二经脉名称分类表

	阴经（属脏）	阳经（属腑）	循行部位（阴经行内侧、阳经行外侧）
手	太阴肺经	阳明大肠经	上肢
	厥阴心包经	少阳三焦经	
	少阴心经	太阳小肠经	
足	太阴脾经	阳明胃经	下肢
	厥阴肝经	少阳胆经	* 在小腿下半部和足背部，肝经在前缘，脾经在中线。在内踝尖上八寸后，脾经在前缘，肝经在中线。
	少阴肾经	太阳膀胱经	

督脉和任脉

督脉循行：起于少腹内，下出于会阴部；沿脊柱里面上行；到达颈后风府穴处，进入脑内；并由颈部沿头部正中线上行，经头顶、额部、鼻部、上唇，到达上唇系带处。督脉的基本功能：督脉对全身阳经气血起调节作用，中医称之为"阳脉之海"。脊柱强痛、角弓反张、精冷不孕等症与督脉有关。

任脉循行：起于少腹内，下出会阴部；向上行于阴毛部；沿着腹部和胸部正中线向上行；到达咽喉部，再上行至下颌部，环绕口唇，沿面颊、分行至目眶下。任脉的基本功能：任脉总任阴脉之间的相互联系，调节阴经气血，中医称之为"阴脉之海"。任脉与女子月经来潮及妊养、生殖功能有关。主要与疝气、带下、腹中结块等症有关。

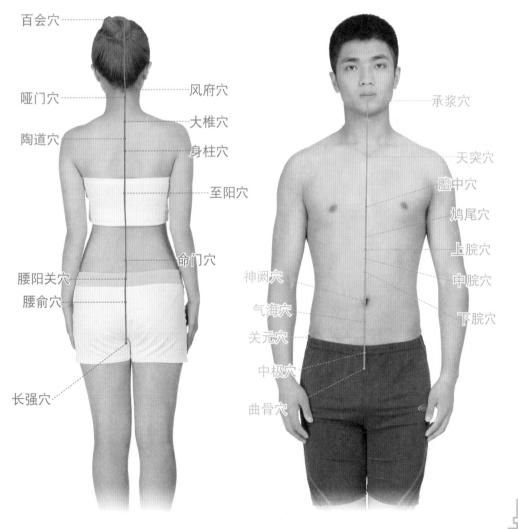

百会穴
哑门穴
陶道穴
风府穴
大椎穴
身柱穴
至阳穴
命门穴
腰阳关穴
腰俞穴
长强穴

承浆穴
天突穴
膻中穴
鸠尾穴
上脘穴
中脘穴
神阙穴
气海穴
下脘穴
关元穴
中极穴
曲骨穴

第二节　常用取穴方法

　　俞穴同腧穴，指人体上的穴位。选取准确的穴位是使艾灸取得预期效果的重要环节。常用的腧穴定位法有体表标志定位法、骨度分寸定位法、手指同身寸取穴法、简便取穴法。

体表标志定位法

　　本方法利用人体体表解剖学标志来确定穴位位置，是取穴最常用、最方便、最准确的方法。

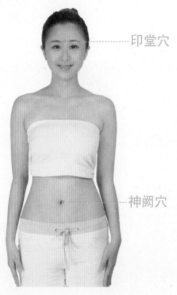

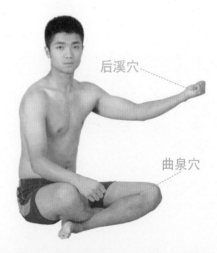

固定标志法：指借助人体各部骨节、肌肉所形成的凸起或凹陷、发际、五官、指（趾）甲、乳头、脐窝等在自然状态下可见的相对固定的标志，选定腧穴位置的方法。如在两眉之间取印堂穴、肚脐正中取神阙穴等。

活动标志法：指借助人体各部的关节、肌肉、肌腱、皮肤随人体活动而出现的空隙、凹陷、皱纹、尖端等，在活动状态下才会出现的标志，选定腧穴位置的方法。如屈肘时，肘横纹桡侧端是曲池穴，握拳时掌横纹尺侧端是后溪穴，屈膝时，腘窝横纹内侧端是曲泉穴等。

骨度分寸定位法

　　骨度分寸定位法是以人体体表骨节标志，用两骨节之间的长度测量全身各部的长度和宽度，并依此按比例折算确定腧穴位置的方法。

手指同身寸取穴法

　　以本人手指为标准尺寸来量取腧穴的定位方法称为"手指同身寸取穴

法"，简称指寸定位法。因每个人手指的长度和宽度与自己身体其他部位有着一定的比例关系，所以可用本人的手指来测量定穴，用自己的手指测量身体其他部位比较准确。本法种类很多，各有一定的适用范围。

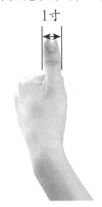

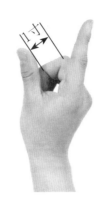

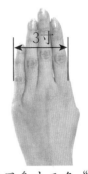

拇指同身寸是以自己的拇指指关节的横度作为1寸，适用于四肢部的直寸取穴。

中指同身寸是以自己手指的中指中节屈曲时，内侧两端横纹头之间的距离作为1寸，可用于四肢部取穴的直寸和背部取穴的横寸。

横指同身寸又名"一夫法"，指患者将示指、中指、环指和小指并拢，以中指中节横纹处为准，四指横量作为3寸。本法多用于下肢、下腹部的直寸和背部的横寸取穴。

温馨提示

运用指寸定位法时，首先应注意不同的指寸有其不同的运用范围，不能以同一种指寸法用于周身。其次，必须在骨度分寸法的基础上运用指寸法，当两者出现抵触时，应以骨度分寸法为准。

简便取穴法

简便取穴法是一种简便易行的取穴方法。如直立站位，两肩放松，两手和两手臂伸直下垂，手掌贴于大腿外侧，中指放于腿部正中线上，中指尖端所在位置即是风市穴；两手虎口交叉，用右手示指刚好压在左手桡骨突起上，示指尖到达的位置即是列缺穴；拇指、示指分开，露出虎口，另一手的拇指关节横纹压在虎口上，拇指关节向前弯曲压在对侧的拇指、示指指蹼上，拇指尖所指处即是合谷穴；轻握拳，手指微屈45°，掌心向上，中指所对应的掌心的位置即是劳宫穴。

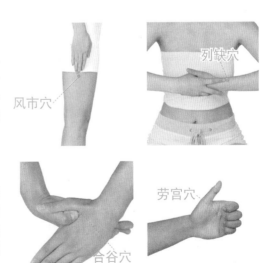

🐉 不可不知的20个常用穴位

穴　位	定　位	主　治
风池穴	在胸锁乳突肌和斜方肌上端之间凹陷中与风府穴相平处。	头痛，眩晕，目赤肿痛，鼻渊，鼻衄，耳鸣，耳聋，颈项强痛，感冒，癫痫，中风，热病，疟疾，瘿气。
百会穴	在后发际正中直上7寸处。简易取穴法：两耳尖连线中点，头顶正中即是此穴。	头痛，眩晕，中风失语，癫狂，脱肛，泄泻，阴挺，健忘，不寐。
内关穴	在腕横纹上2寸，掌长肌腱与桡侧腕屈肌腱之间。	心痛，心悸，胸闷，胸痛，胃痛，呕吐，呃逆，癫痫，热病，上肢痹痛，偏瘫，失眠，眩晕，偏头痛。
攒竹穴	在眉头陷中，眶上切迹处。	头痛，目眩，眉棱骨痛，目赤肿痛，目视不明，流泪，眼睑下垂，近视。
天宗穴	在肩胛骨冈下窝中央。	肩胛疼痛，肩臂外后侧痛，气喘，乳痈。
三阴交穴	在小腿内侧，当足内踝尖上3寸，胫骨内侧缘后方。	肠鸣，腹胀，泄泻，消化不良，月经不调，痛经，经闭，赤白带下，阴挺，产后血晕，滞产，不孕，阳痿，遗精，遗尿，疝气，小便不利，失眠，下肢痿痹，脚气。

穴 位	定 位	主 治
中渚穴 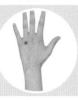	在手背第4、第5掌指关节之间后方凹陷中，液门穴后0.1寸处。	头痛，目赤，耳鸣，耳聋，喉痹，热病，手指不能屈伸。
长强穴	在尾骨尖下0.5寸，约当尾骨尖端与肛门连线的中点处。	泄泻，便血，便秘，痔疾，脱肛，癫狂痫，腰背部和尾骶部疼痛。
委中穴	在腘横纹中点，当股二头肌腱与半腱肌腱的中间。	腰痛，下肢痿痹，中风昏迷，半身不遂，腹痛，腹泻，呕吐，遗尿，小便不利，丹毒。
迎香穴	在鼻翼外缘中点旁开0.5寸当鼻唇沟中	鼻塞，鼻衄，鼻息肉，面痒，胆道蛔虫。
内庭穴 	在足背部，当第2和第3趾间缝纹端赤白肉际处。	齿痛，喉痹，鼻衄，腹痛，腹胀，痢疾，泄泻，足背肿痛，热病。
合谷穴	在手背部，第1和第2掌骨间，当第2掌骨中点桡侧。	头痛，目赤肿痛，鼻衄，齿痛，牙关紧闭，耳聋，痄腮，咽喉肿痛，热病，多汗，无汗，腹痛，便秘，经闭，滞产，小儿惊风，半身不遂，瘾疹，疟疾。
关元穴	在下腹部正中线上，当脐下3寸处。	遗尿，小便频数，尿闭，泄泻，腹痛，遗精，阳痿，疝气，月经不调，带下，不孕，（本穴有强壮作用，为保健要穴）。

穴 位	定 位	主 治
足三里穴	在小腿前外侧，当犊鼻下3寸，距胫骨前缘1横指处。	胃痛，呕吐，腹胀，肠鸣，消化不良，下肢痿痹，泄泻，便秘，痢疾，癫狂，中风，脚气，下肢不遂，心悸，气短。本穴有强壮作用，为保健要穴。
涌泉穴	在足底(去趾)前1/3处，足趾跖屈时呈凹陷中央。	头痛，头昏，失眠，目眩，咽喉肿痛，失音，便秘，小便不利，小儿惊风，癫狂，昏厥。
神阙穴	在肚脐中央。	腹痛，泄泻，脱肛，水肿，虚脱乏力。
命门穴	在第2腰椎与第3腰椎棘突之间。	腰痛、肾脏疾病、夜啼哭、精力减退、疲劳感、老人斑、青春痘。
膻中穴	在胸部正中线上，平第4肋间处。	咳嗽，气喘，胸痛，心悸，乳少，呕吐，噎膈。
大椎穴	在后正中线上，第7颈椎棘突下凹陷中。	头痛，疟疾，热病，癫痫，骨蒸潮热，咳嗽，气喘，上呼吸道感染，脊背强急。
中脘穴	位于人体上腹部，前正中线上，当脐中上4寸。	胃脘痛，腹胀，呕吐，吞酸，黄疸，肠鸣，泄利，便秘，便血，胁下坚痛，虚劳吐血，哮喘，头痛，失眠，惊悸，怔忡，脏躁，癫狂，痫证。

第三章
常见小症状
的艾灸疗法

32

第一节 | 感 冒

　　感冒，俗称"伤风"，是一种常见的外感性疾病。一年四季均可发生，发病季节最常见于春季、秋季、冬季。感冒是发病率很高的常见病，不同季节导致感冒的症状会有所不同。感冒有风寒型感冒、风热型感冒、暑湿型感冒和流行性感冒4种类型。

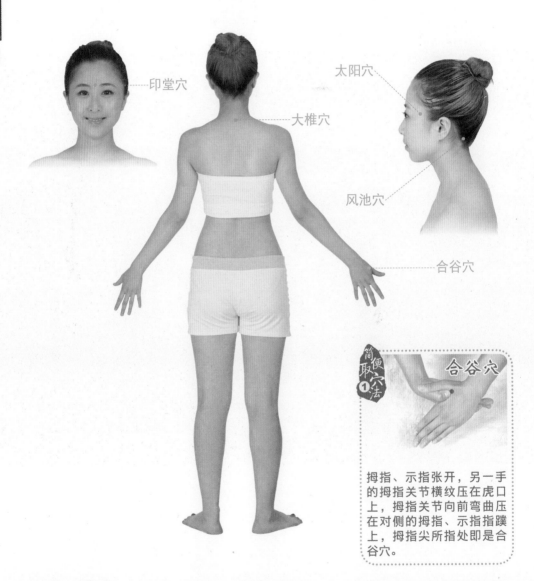

印堂穴

太阳穴

大椎穴

风池穴

合谷穴

简便取穴法 ① 合谷穴

　　拇指、示指张开，另一手的拇指关节横纹压在虎口上，拇指关节向前弯曲压在对侧的拇指、示指指蹼上，拇指尖所指处即是合谷穴。

❀ 选穴取穴

大椎穴、风池穴、合谷穴、印堂穴、太阳穴。

艾灸方法

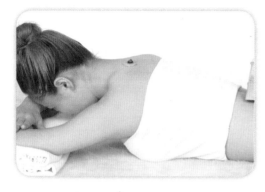

步骤① ↑

隔姜灸<u>大椎穴</u>，每日1次，每次4壮。

步骤② ↓

艾条温和灸<u>风池穴</u>，灸10分钟。

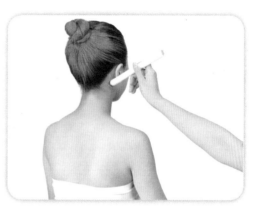

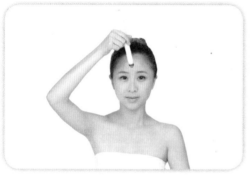

步骤③ ↑

艾条温和灸<u>印堂穴</u>，灸10分钟。

温馨提示

　　防治感冒，可以在大椎穴处刮痧或拔火罐（留罐10分钟）；淋浴时也可以用水柱冲击大椎穴处，水温要高一些，以能忍受、不烫伤局部皮肤为度。

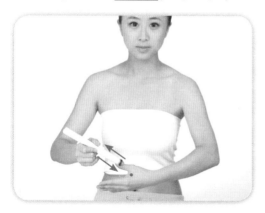

步骤④ ↑

艾条雀啄灸<u>合谷穴</u>，灸10～15分钟。

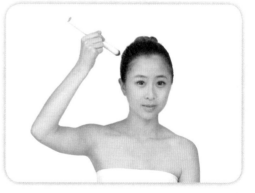

步骤⑤ ↑

艾条温和灸<u>太阳穴</u>，灸10分钟。

咳 嗽

第二节

咳嗽是常见肺系疾病中的主要症状，也具有独立性。中医讲，"咳"指肺气上逆，有声无痰；"嗽"指咳吐痰液，有痰无声；有痰有声称为咳嗽。相当于现代医学中的上呼吸道感染、急慢性支气管炎、支气管扩张、肺炎等疾病出现的咳嗽。

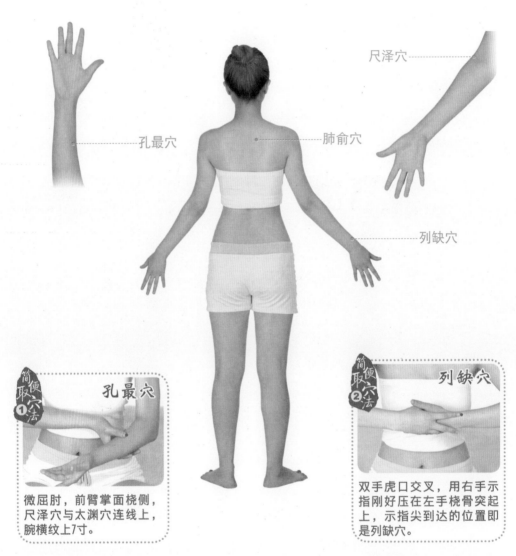

尺泽穴

孔最穴

肺俞穴

列缺穴

简便取穴法 1 孔最穴

微屈肘，前臂掌面桡侧，尺泽穴与太渊穴连线上，腕横纹上7寸。

简便取穴法 2 列缺穴

双手虎口交叉，用右手示指刚好压在左手桡骨突起上，示指尖到达的位置即是列缺穴。

❁ 选穴取穴

肺俞穴、孔最穴、列缺穴、尺泽穴。

艾灸方法

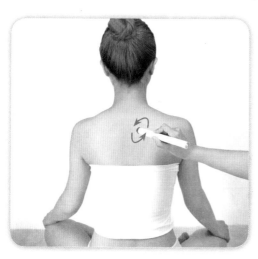

步骤 ① ←

艾条回旋灸肺俞穴，灸10分钟，每日灸1次。

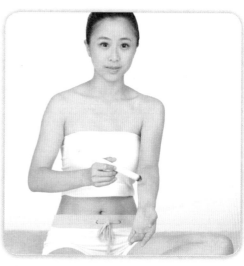

步骤 ② →

艾条温和灸孔最穴，灸15分钟。

步骤 ③ ←

艾条温和灸列缺穴，灸15分钟。

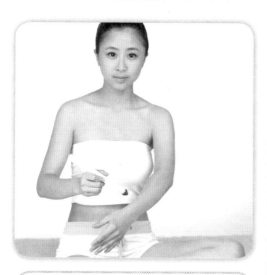

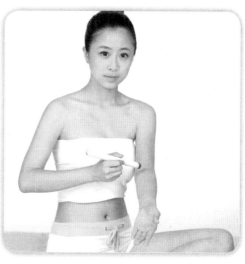

温馨提示

　　红糖姜枣汤可以祛风散寒，适合伤风咳嗽、胃寒刺痛者食用。具体做法是在锅中加3碗水，再加入30克红糖、15克鲜姜、30克红枣煎至过半，一次性服用，服后出微汗即可痊愈。

步骤 ④ ↑

艾条温和灸尺泽穴，灸15分钟。

第三节 头 痛

头痛是以头部疼痛为主要临床表现的病症，又称"头风"。常见于现代医学的感染发热性头痛、紧张性头痛、血管神经性头痛、偏头痛，以及脑膜炎、高血压、脑动脉硬化、头颅外伤、脑震荡后遗症等疾病之后引起的头痛。

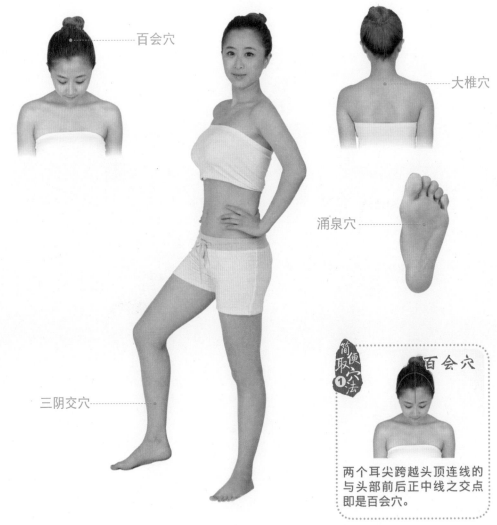

百会穴

大椎穴

涌泉穴

三阴交穴

简便取穴法❶ 百会穴

两个耳尖跨越头顶连线的与头部前后正中线之交点即是百会穴。

❀ 选穴取穴

百会穴、大椎穴、三阴交穴、涌泉穴。

艾灸方法

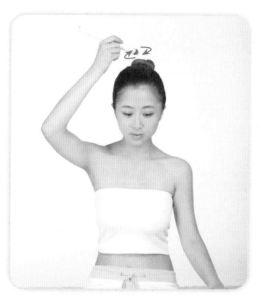

步骤 1 ←

　　艾条回旋灸<u>百会穴</u>，每次灸15分钟，每日1次。

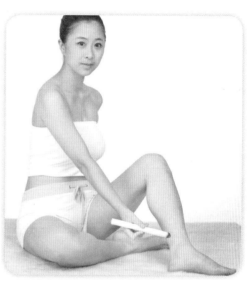

步骤 2 →

　　艾条温和灸<u>三阴交穴</u>，灸15分钟。

步骤 3 ←

　　雀啄灸<u>大椎穴</u>，灸15分钟，以施灸部位感到温热、舒适为度，灸至皮肤稍红晕为度。

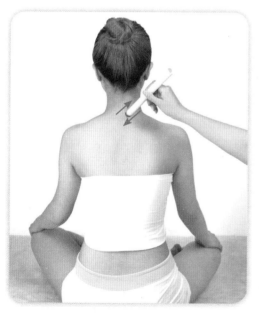

步骤 4 →

　　用艾灸罐灸<u>涌泉穴</u>，灸15分钟，以施灸部位感到温热、舒适为度。

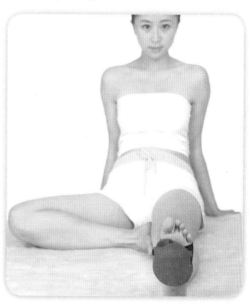

焦虑

中医认为，焦虑不宁属于心神紊乱、肝气不舒。此症外在表现有一定的规律性，如女性月经周期会出现焦虑不安、情绪低沉、心事重重的症状，季节或天气的变化也会导致焦虑不安的症状。男性也有一定的周期性，只是周期不明显，症状的轻重程度也不确定。

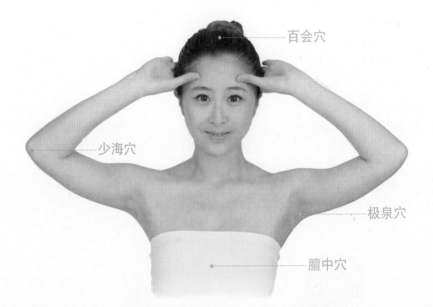

百会穴

少海穴

极泉穴

膻中穴

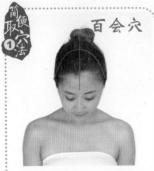

百会穴

两耳尖连线的中点和人体前后正中线的交点即是百会穴。

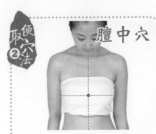

膻中穴

两乳头之间中点，（若女性两乳头下垂，则将双手手掌平放于胸前，掌心朝向胸部，手指指尖相对，双手中指尖相交的位置）即是膻中穴。

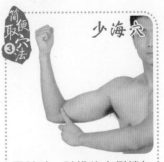

少海穴

屈肘时，肘横纹内侧端与肘部关节内侧骨突（肱骨内上髁）连线的中点处即是少海穴。

❀ 选穴取穴

少海穴、极泉穴、百会穴、膻中穴。

艾灸方法

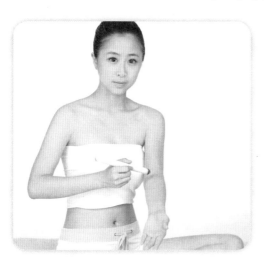

步骤 ① ←

温和灸<u>少海穴</u>10～20分钟，每日1次，间隔3～4小时，3～5天为1个疗程。

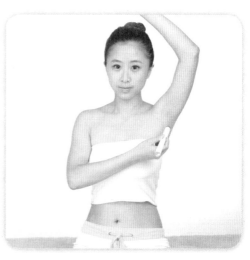

步骤 ② →

温和灸<u>极泉穴</u>5～10分钟。注意火力不要太大，仔细体会治疗过程中穴位出现的热感和经穴特有的酸胀感即可。

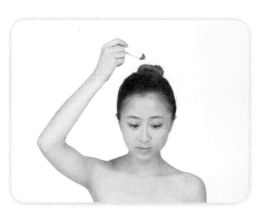

步骤 ③ ←

温和灸<u>百会穴</u>，每日两次，每次10分钟即可。

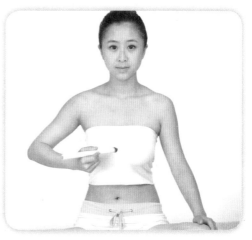

温馨提示

平时注意休息，不要思考太多事情，每天最好能抽出时间出去散步，不要长时间久坐。饮食上注意清淡，少吃盐，经常食用大豆制品和含钙丰富的食品。

步骤 ④ ↑

温和灸<u>膻中穴</u>，每日两次，每次10分钟即可。

第五节 易 怒

　　易怒多由心阴受损、肝火旺盛所致，出现精神恍惚、心中烦乱、睡眠不安、发火时不能自主等症状。易怒随时都能产生。心理素质不好，过于敏感的人很容易出现易怒的状况。处于青少年时期的少男少女，正是易怒的时期。

40

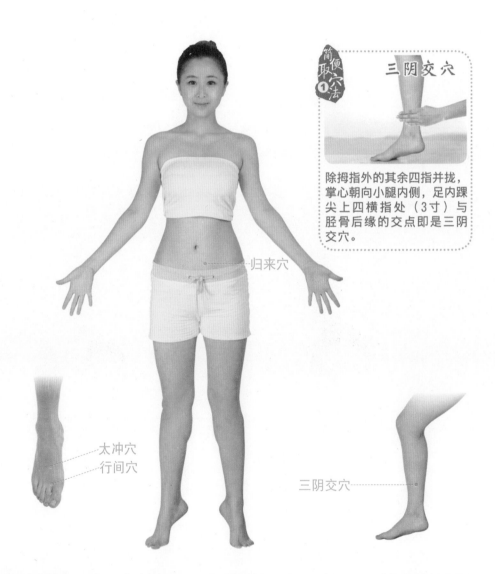

简便取穴法 ① 三阴交穴

除拇指外的其余四指并拢，掌心朝向小腿内侧，足内踝尖上四横指处（3寸）与胫骨后缘的交点即是三阴交穴。

归来穴

太冲穴
行间穴

三阴交穴

❀ 选穴取穴

　　太冲穴、行间穴、归来穴、三阴交穴。

艾灸方法

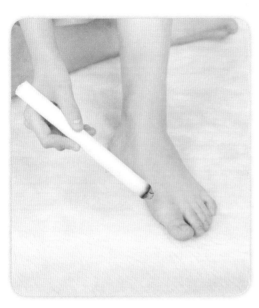

步骤 1 ←

温和灸太冲穴、行间穴可起到疏肝解郁的作用。每日灸1次，每次5～15分钟，5～7天为1个疗程。由于太冲穴、行间穴位于足趾，相邻又近，艾灸时要防止烫到皮肤。

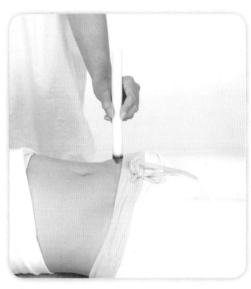

步骤 2 →

温和灸归来穴，每次灸5～10分钟。

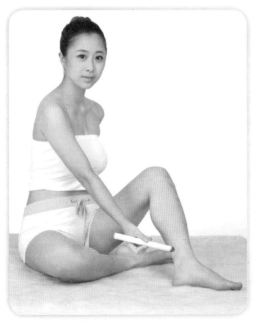

步骤 3 ←

温和灸三阴交穴，每次灸10～20分钟。

温馨提示

平时多听轻音乐、打太极拳，这些都可以缓解易怒的症状。平时多吃大枣、柏子仁、酸枣仁、莲子、百合等食物，可以滋阴养心。

第六节

抑 郁

　　轻型抑郁者外表如常，但内心痛苦。稍重抑郁者则有情绪低落、愁眉苦脸、唉声叹气、自卑等表现，常伴有注意力不集中、记忆力减退、反应迟缓和失眠多梦等神经官能症的症状。重型抑郁症患者会出现悲观厌世、自责自罪、幻觉妄想、食欲不振等表现，并伴有严重的自杀倾向和自杀行为，对健康构成严重威胁。

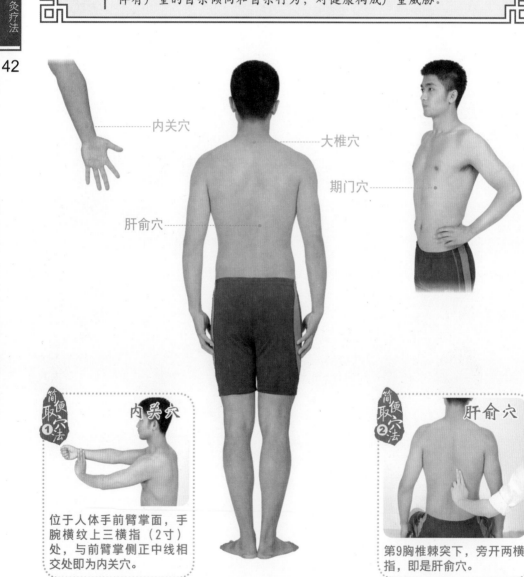

内关穴

大椎穴

期门穴

肝俞穴

简便取穴法① 内关穴

位于人体手前臂掌面，手腕横纹上三横指（2寸）处，与前臂掌侧正中线相交处即为内关穴。

简便取穴法② 肝俞穴

第9胸椎棘突下，旁开两横指，即是肝俞穴。

❀ 选穴取穴

　　内关穴、期门穴、肝俞穴、大椎穴。

艾灸方法

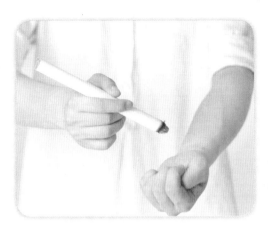

步骤 ① ←

温和灸<u>内关穴</u>，每次10～20分钟，5～7天为1个疗程，间隔两日再进行下1个疗程。

步骤 ② →

温和灸<u>期门穴</u>，每次10～20分钟。

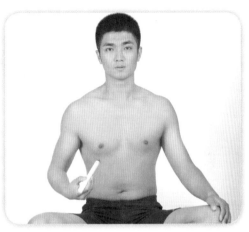

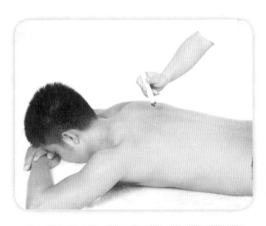

步骤 ③ ←

温和灸<u>肝俞穴</u>，每次10～20分钟。

温馨提示

多吃些谷类、鱼类、绿色蔬菜、蛋类等富含B族维生素和氨基酸的食物，对于摆脱抑郁症也有较大益处。同时忌烟、限酒和刺激性食物。注意自我调养和生活规律。尽量按时吃饭，起居有规律。参加体育锻炼可以改善人的精神状态，所以每天安排体育锻炼，有益于身体的健康。

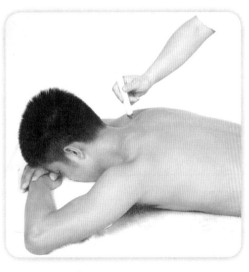

步骤 ④ ↑

温和灸<u>大椎穴</u>，每次10～20分钟。

第七节 失 眠

失眠又称"不寐"，中医认为失眠是由于阳不入阴而引起的经常不易入睡为特征的病症。轻者入睡困难，睡时易醒，醒后不能再睡，或者时睡时醒等，严重者整夜不能入睡。常见于现代医学的神经衰弱、神经官能症以及贫血等疾病中。

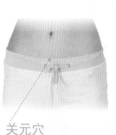

关元穴

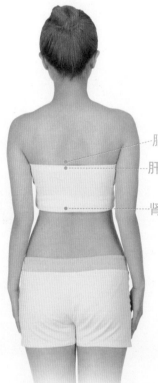

膈俞穴
肝俞穴
肾俞穴

百会穴

神门穴

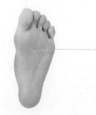

涌泉穴

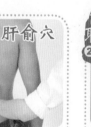

简便取穴法① 肝俞穴

第9胸椎棘突下，旁开两横指，即是肝俞穴。

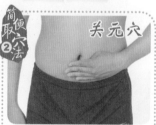

简便取穴法② 关元穴

肚脐正中直下四横指（3寸）处即是关元穴。

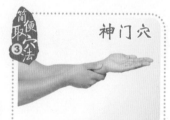

简便取穴法③ 神门穴

将手掌放平，尺侧缘逆时针旋转一定角度后，近小指侧的手掌腕处的一块突起圆骨后缘可触及一条大筋，这条大筋的桡侧与手掌侧腕横纹的交点即是神门穴。

❋ 选穴取穴

涌泉穴、膈俞穴、肝俞穴、肾俞穴、神门穴、关元穴、百会穴。

艾灸方法

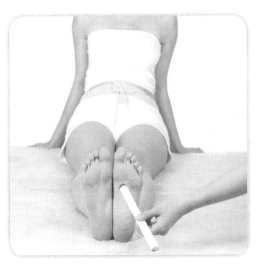

步骤 ① ←

温和灸<u>涌泉穴</u>，每次10～15分钟，每天1次。

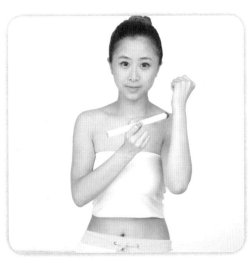

步骤 ② →

温和灸<u>神门穴</u>，每次10～15分钟，每天1次。

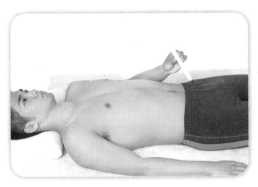

步骤 ③ ←

温和灸<u>关元穴</u>，每次10～15分钟，每天1次。

步骤 ④ →

温和灸<u>百会穴</u>，每次10～20分钟，每天1次。

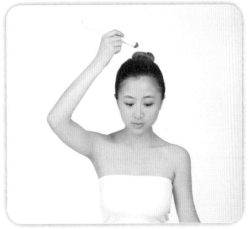

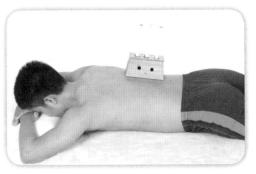

步骤 ⑤ ←

用艾灸盒灸<u>膈俞穴、肝俞穴、肾俞穴</u>，每穴每次10～20分钟，每天1次。

心 悸

心悸，又名"惊悸"、"怔忡"，是指心跳异常、自觉心慌不安的病症。心悸发生时常伴有气短、胸闷、眩晕、喘促、晕厥等。相当于现代医学中心律失常、神经官能症、风湿性心脏病、冠状动脉硬化性心脏病、肺源性心脏病、贫血、甲状腺功能亢进等疾病发生时出现的症状。

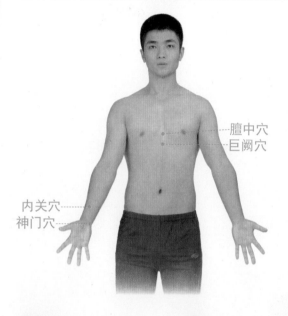

膻中穴
巨阙穴

内关穴
神门穴

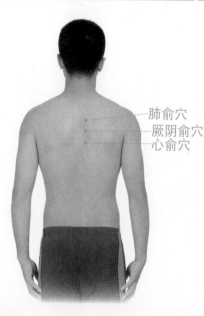

肺俞穴
厥阴俞穴
心俞穴

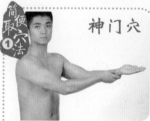

神门穴

将手掌放平，尺侧缘逆时针旋转一定角度后，近小指侧的手掌腕处的一块突起圆骨后缘可触及一条大筋，这条大筋的桡侧与手掌侧腕横纹的交点即是神门穴。

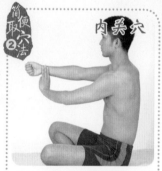

内关穴

位于人体手前臂掌面，手腕横纹上三横指（2寸）处，与前臂掌侧正中线相交处即为内关穴。

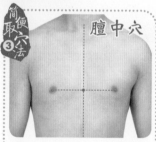

膻中穴

两乳头之间中点，（若女性两乳头下垂，则将双手手掌平放于胸前，掌心朝向胸部，手指指尖相对，双手中指尖相交的位置）即是膻中穴。

❀ 选穴取穴

神门穴、内关穴、肺俞穴、膻中穴、巨阙穴、厥阴俞穴、心俞穴。

艾灸方法

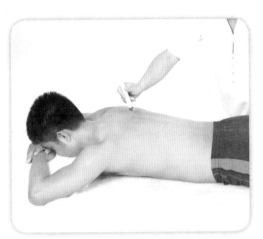

步骤 ❶ ←

温和灸肺俞穴、厥阴俞穴、心俞穴，每穴施灸10～15分钟。

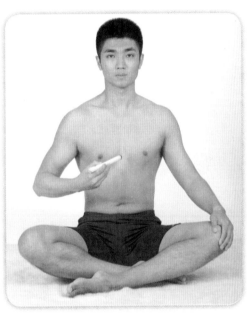

步骤 ❷ →

温和灸膻中穴、巨阙穴，每穴10～15分钟。

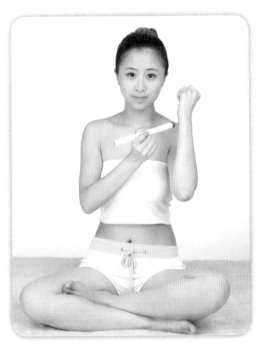

步骤 ❸ ←

温和灸神门穴，每穴施灸10～15分钟。

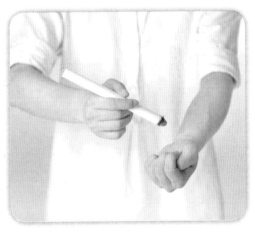

步骤 ❹ →

温和灸内关穴，每穴10～15分钟。

第九节 贫血

贫血分为失血性贫血、缺铁性贫血、溶血性贫血等多种类型。头晕、心悸、耳鸣、乏力、胸闷气短、畏寒肢冷等表现，或者皮肤黏膜苍白，皮肤、牙龈、耳鼻处有出血点存在，妇女月经量增多等都是贫血的症状。溶血性贫血可伴有发热、黄疸、腰痛等症状。

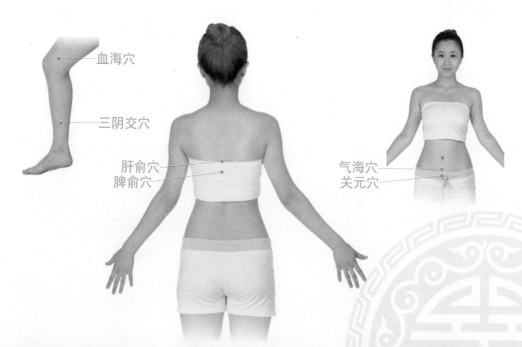

血海穴
三阴交穴
肝俞穴
脾俞穴
气海穴
关元穴

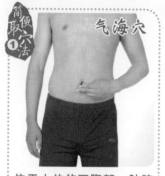

简便取穴法①　气海穴

位于人体的下腹部，肚脐下方1.5寸处即是气海穴。

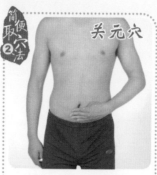

简便取穴法②　关元穴

肚脐正中直下四横指（3寸）处即是关元穴。

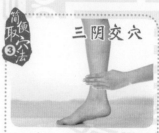

简便取穴法③　三阴交穴

除拇指外的其余四指并拢，掌心朝向小腿内侧，足内踝尖上四横指处（3寸）与胫骨后缘的交点即是三阴交穴。

❀ 选穴取穴

气海穴、关元穴、肝俞穴、脾俞穴、血海穴、三阴交穴。

艾灸方法

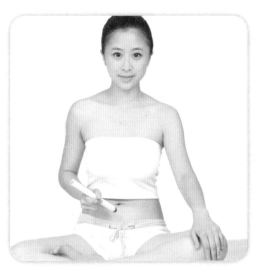

步骤 ① ←

温和灸气海穴、关元穴，每穴每次灸15～20分钟。

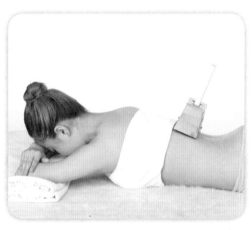

步骤 ② →

用艾灸盒灸肝俞穴、脾俞穴，每穴每次灸15～20分钟。

步骤 ③ ←

温和灸血海穴，每次灸20～30分钟。艾灸时，以皮肤红晕为度。

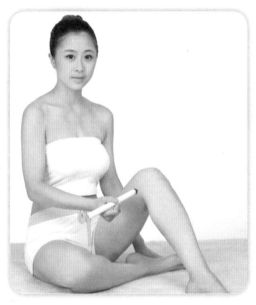

步骤 ④ →

温和灸三阴交穴，每次灸20～30分钟为宜。

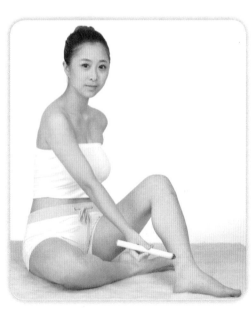

健　忘

第十节

　　在医学上，健忘是说大脑的思考能力暂时出现了障碍，也称之为暂时性记忆障碍。从中医角度讲，健忘症即是上气不足。由于脑部气血不足导致记忆力减退。年龄是引发健忘失神最主要的原因，四十岁以上的中老年人更容易患健忘失神。年轻人中持续的压力和紧张会使脑细胞疲劳，导致健忘症。过度吸烟、饮酒，缺乏维生素等不良生活习惯也可引起暂时性的记忆力减退。

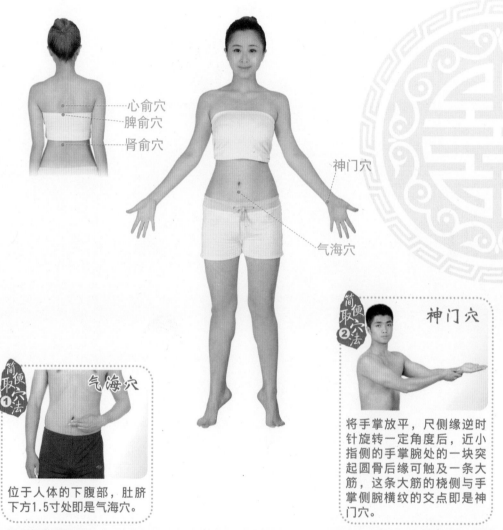

心俞穴
脾俞穴
肾俞穴

神门穴

气海穴

简便取穴法 ①
气海穴

位于人体的下腹部，肚脐下方1.5寸处即是气海穴。

简便取穴法 ②
神门穴

将手掌放平，尺侧缘逆时针旋转一定角度后，近小指侧的手掌腕处的一块突起圆骨后缘可触及一条大筋，这条大筋的桡侧与手掌侧腕横纹的交点即是神门穴。

❀ 选穴取穴

　　心俞穴、神门穴、脾俞穴、肾俞穴、气海穴。

艾灸方法

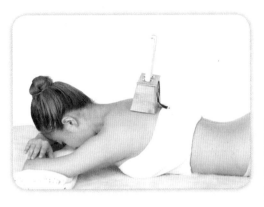

步骤 1 ←

　　用艾灸盒灸心俞穴，每日1次，每次10～20分钟，5～7日为1个疗程。

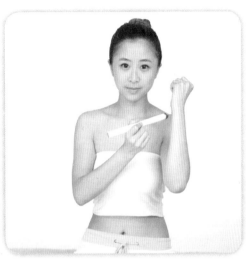

步骤 2 →

　　温和灸神门穴，灸10分钟即可。

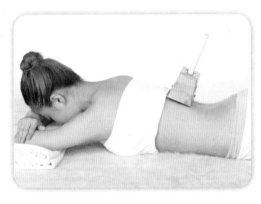

步骤 3 ←

　　用艾灸盒灸脾俞穴，每次灸10分钟即可。

步骤 4 →

　　温和灸气海穴，灸10分钟即可。

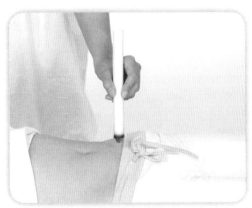

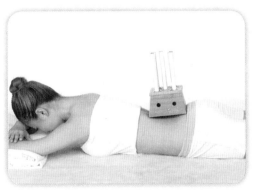

步骤 5 ←

　　用艾灸盒灸肾俞穴，每次灸5分钟即可。

乏 力

乏力是一些疾病的预警信号或生理性自我感受的症状。主要表现为自觉肢体懈怠，软弱无力。周身乏力通常分为老年人精力衰弱，病后恢复不好，导致长时期精气匮乏；还可分为由工作生活原因导致暗耗精气。

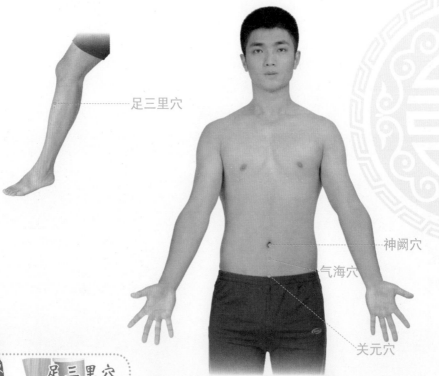

足三里穴

神阙穴

气海穴

关元穴

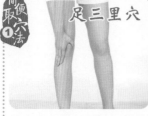

简便取穴法 ❶

足三里穴

站立位，用同侧手张开虎口围住髌骨外上缘，四指自然伸直向下，中指指尖处即是足三里穴。

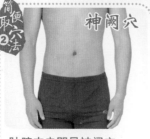

简便取穴法 ❷

神阙穴

肚脐中央即是神阙穴。

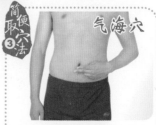

简便取穴法 ❸

气海穴

位于人体的下腹部，肚脐下方1.5寸处即是气海穴。

✿ 选穴取穴

气海穴、神阙穴、足三里穴、关元穴。

艾灸方法

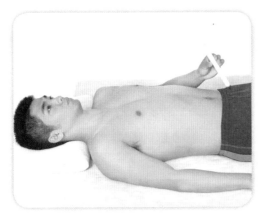

步骤 1 ←

温和灸气海穴，并适当延长治疗的时间与次数，每日1次，时间为20～30分钟。

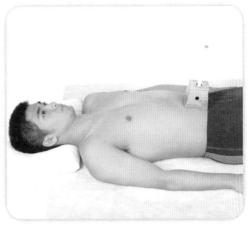

步骤 2 →

用艾灸盒灸神阙穴，每日1次，每次10～20分钟，饭后1小时后即可开始。5～7天为1个疗程，间隔2日可行下1个疗程。

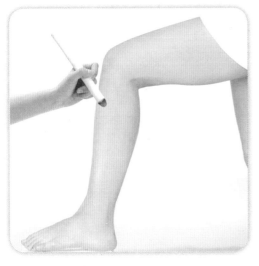

步骤 3 ←

温和灸足三里穴，每次10分钟即可。

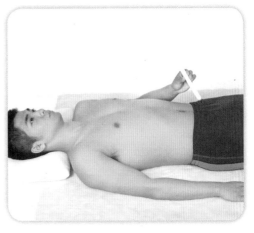

温馨提示

每天晚上用温水泡脚，放松全身；适当参加体育锻炼，增强肌肉力量，强壮骨骼。多听音乐，放松心情。

步骤 4 ↑

温和灸关元穴，每次10分钟即可。

54

第十一节 厌食

厌食是指进食的欲望降低，甚至完全不思饮食。引起厌食的原因主要有药物因素、饮食因素和情志因素三种。有些药物长期服用可导致人体味觉障碍，久而久之，会使人食欲欠佳。贪食冷饮、过度饮酒、过食肥腻辛辣等也会导致短期的厌食。精神紧张或工作生活压力大等，都会影响食欲，导致不思饮食。

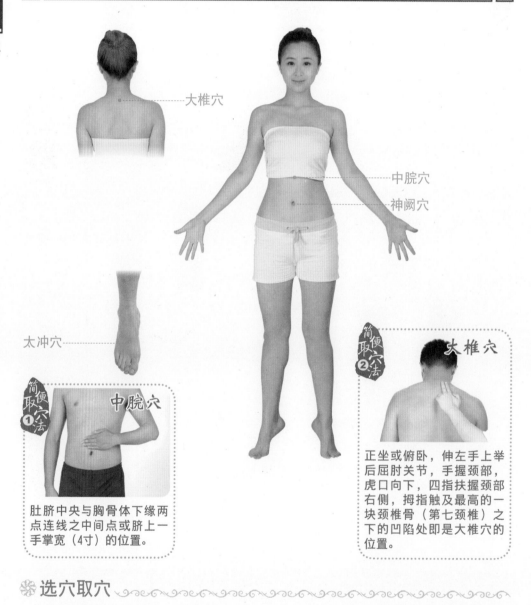

大椎穴

中脘穴

神阙穴

太冲穴

简便取穴法 ❶ 中脘穴

肚脐中央与胸骨体下缘两点连线之中间点或脐上一手掌宽（4寸）的位置。

简便取穴法 ❷ 大椎穴

正坐或俯卧，伸左手上举后屈肘关节，手握颈部，虎口向下，四指扶握颈部右侧，拇指触及最高的一块颈椎骨（第七颈椎）之下的凹陷处即是大椎穴的位置。

❀ 选穴取穴

中脘穴、神阙穴。药物引起的厌食加灸大椎穴；饮食、情志导致的厌食加灸太冲穴。

艾灸方法

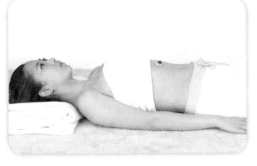

步骤 ① ←

温和灸或隔姜灸<u>中脘穴</u>，每日1次，每次10～20分钟，5～7天为1个疗程，间隔两日可行下1个疗程。

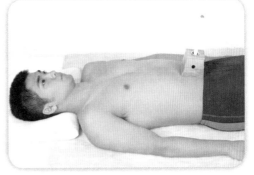

步骤 ② →

用艾灸盒灸<u>神阙穴</u>，每次灸15～20分钟。

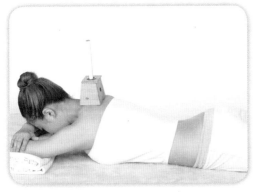

步骤 ③ ←

若药物引起的厌食先用艾灸盒灸<u>大椎穴</u>，再隔姜灸<u>中脘穴</u>，每穴灸15～20分钟。

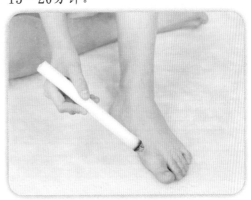

步骤 ④ →

若饮食、情志导致的厌食，先温和灸<u>太冲穴</u>，再隔姜灸<u>中脘穴</u>，每穴灸10～15分钟。

温馨提示

必须做到饮食规律——定时、定量、定质，不能因为繁忙出现饥一顿、饱一顿的现象，这样对身体健康无益。坚持定时进餐，长此以往，到了进餐时间，就会产生食欲，消化道中分泌多种消化液，有利于食物中各种营养素的分解与吸收。饮食宜清淡，不可过于油腻。避免冷硬和辛辣食物，不可饮酒。

第十三节 胃 痛

凡是由脾胃受损、气血不调所引起的胃脘部疼痛，称之为胃痛，又称胃脘痛。胃脘部是指两侧肋骨下缘连线以上至鸠尾的梯形部位。现代医学的急、慢性胃炎，消化性溃疡，胃神经官能症，胃癌，以及部分肝、胆、胰等疾病可出现胃脘部位疼痛。

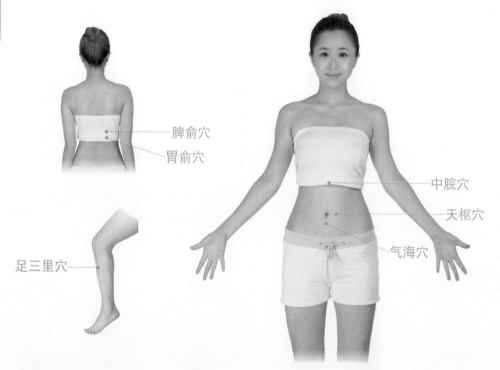

脾俞穴
胃俞穴
中脘穴
天枢穴
气海穴
足三里穴

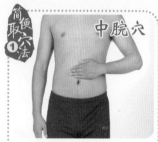

中脘穴

肚脐中央与胸骨体下缘两点连线之中间点或脐上一手掌宽（4寸）的位置。

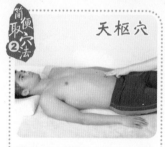

天枢穴

脐旁开三横指（2寸）处即是天枢穴。

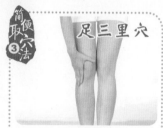

足三里穴

站立位，用同侧手张开虎口围住髌骨外上缘，四指自然伸直向下，中指指尖处即是足三里穴。

❋ 选穴取穴

中脘穴、天枢穴、气海穴、足三里穴。若见有气虚或阳虚时，加灸脾俞穴、胃俞穴。

艾灸方法

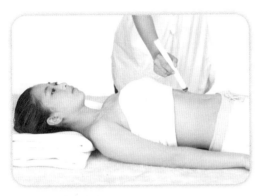

步骤 1 ←

温和灸<u>中脘穴</u>，每次10～15分钟。

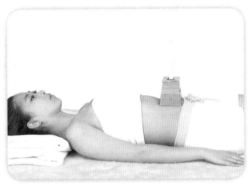

步骤 2 →

艾灸盒灸<u>天枢穴</u>，每次艾灸10分钟。

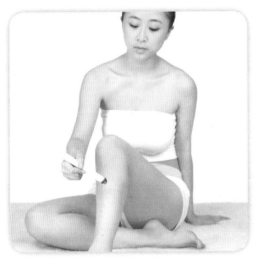

步骤 3 ←

温和灸<u>足三里穴</u>，每次灸10～15分钟。

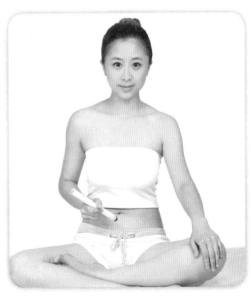

步骤 4 →

温和灸<u>气海穴</u>，每次灸10～15分钟。

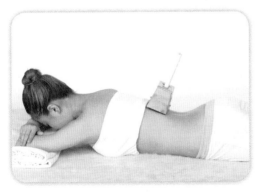

步骤 5 ←

若见有气虚或阳虚时，加灸<u>脾俞穴、胃俞穴</u>，用艾灸盒每天灸1次即可。

第十四节

颈椎病

颈椎病是指因颈椎退行性病变引起颈椎管或椎间孔变形、狭窄，刺激、压迫颈部脊髓、神经根、交感神经造成其结构或功能性损害所引起的头颈肩背及上肢酸、麻、痛等症状。中医认为本病是因年老气血渐衰不能濡养筋骨，或颈项部创伤，导致经络阻塞、气血运行不畅而致。

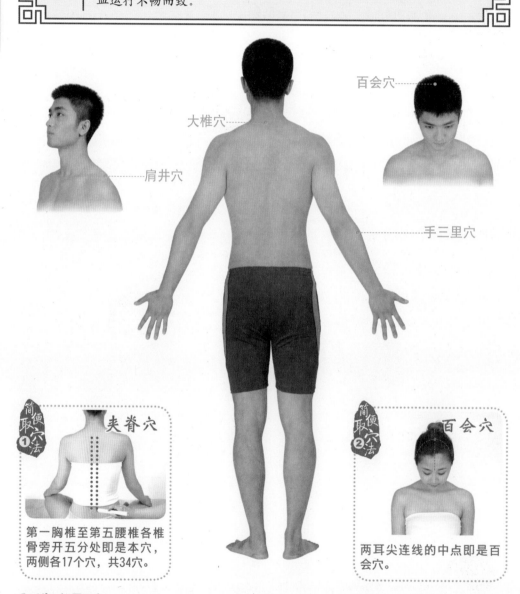

百会穴

大椎穴

肩井穴

手三里穴

简便取穴法 ① 夹脊穴

第一胸椎至第五腰椎各椎骨旁开五分处即是本穴，两侧各17个穴，共34穴。

简便取穴法 ② 百会穴

两耳尖连线的中点即是百会穴。

🕸 选穴取穴

夹脊穴、百会穴、大椎穴、手三里穴、肩井穴。

艾灸方法

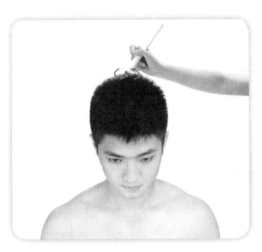

步骤 ① ←

回旋灸<u>百会穴</u>，每次2分钟，以温热局部气血。

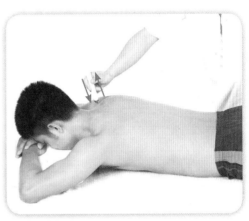

步骤 ② →

雀啄灸<u>大椎穴</u>、<u>夹脊穴</u>（重点灸颈部），每穴每次5分钟。

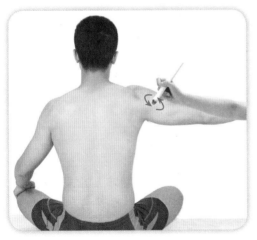

步骤 ③ ←

回旋灸<u>肩井穴</u>、<u>手三里穴</u>，每穴每次灸3分钟，以开通经络。

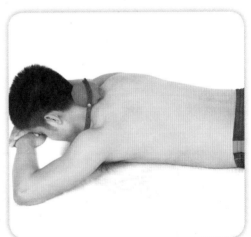

温馨提示

夹脊穴因其每个穴的位置不同，主治范围较广。颈腰部不适，心肺部、上肢病证，胃肠部病证，下肢病证均为其治疗范围。

步骤 ④ ↑

用艾灸罐灸颈部疼痛部位。

第十五节 | 腰 酸

腰酸可由多种因素引起。如挫伤、扭伤引起的局部损伤、出血、水肿、粘连和肌肉痉挛等。或脊髓肿瘤、脊髓炎、子宫及其附件的感染、肿瘤引起腰骶部酸痛。癔病患者也可能会有腰酸的症状，但这种腰酸常为癔症的一种表现，需另寻治疗方法。

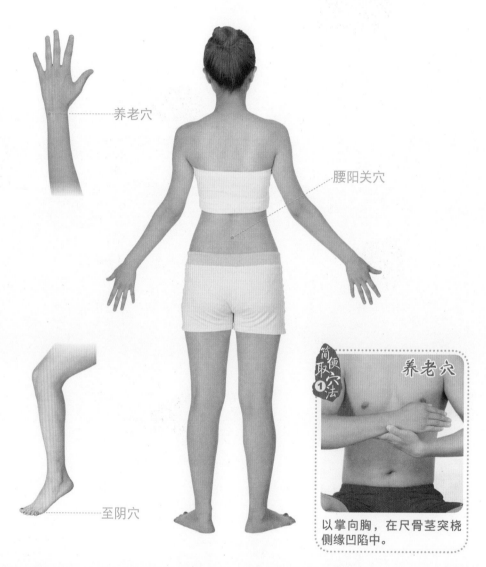

养老穴

腰阳关穴

至阴穴

简便取穴法 ①

养老穴

以掌向胸，在尺骨茎突桡侧缘凹陷中。

❀ 选穴取穴

至阴穴、养老穴、腰阳关穴、阿是穴。

艾灸方法

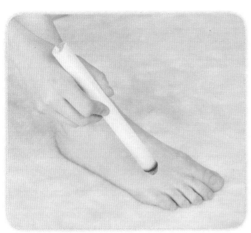

步骤 ① ←

温和灸<u>至阴穴</u>，持续艾灸1个小时。以局部感觉舒适、腰酸症状缓解为度。

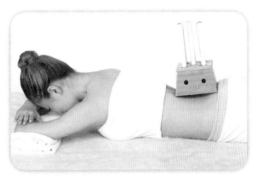

步骤 ② →

用艾灸盒灸<u>阿是穴</u>，以局部感觉舒适、腰酸症状缓解为度。

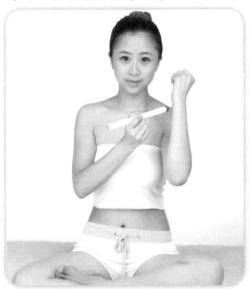

步骤 ③ ←

温和灸<u>养老穴</u>，艾灸30分钟。

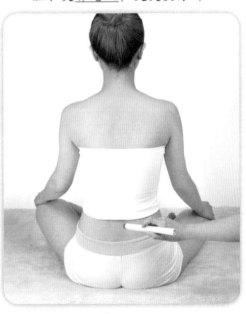

温馨提示

腰酸时，还可以用按摩的方法。按摩腰部即可使局部皮肤中丰富的毛细血管网扩张，促进血液循环，缓解腰部不适感。

步骤 ④ ↑

温和灸<u>腰阳关穴</u>，持续艾灸1个小时。以局部感觉舒适、腰酸症状缓解为度。

第十六节 | 便 秘

　　便秘是由大肠传导功能失常所致，也与其他脏腑功能失调有关，主要表现为排便次数减少、粪便量减少、粪便干结、排便困难或便后仍有便感等症状。患有便秘的老年人比较多。从现代医学角度来看，便秘是消化系统常见的症状之一。

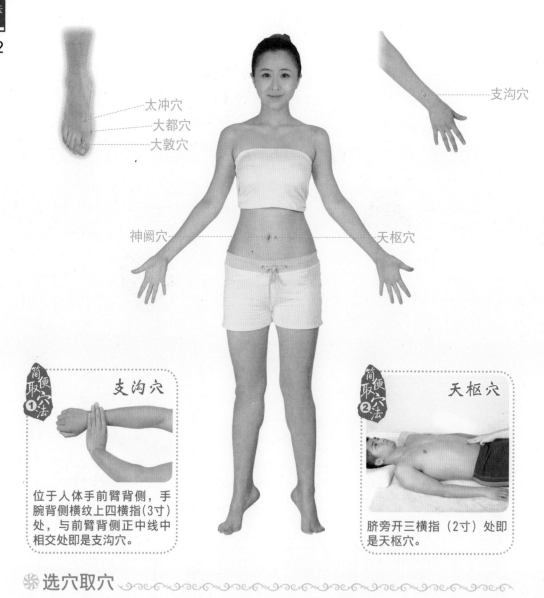

太冲穴
大都穴
大敦穴

支沟穴

神阙穴

天枢穴

支沟穴

简便取穴法 ①

位于人体手前臂背侧，手腕背侧横纹上四横指（3寸）处，与前臂背侧正中线中相交处即是支沟穴。

天枢穴

简便取穴法 ②

脐旁开三横指（2寸）处即是天枢穴。

❀ 选穴取穴

太冲穴、大敦穴、大都穴、支沟穴、天枢穴、神阙穴。

艾灸方法

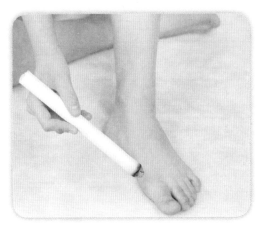

步骤 ① ←

温和灸<u>太冲穴</u>、<u>大敦穴</u>、<u>大都穴</u>，每次每穴灸15～20分钟。

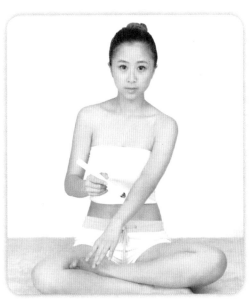

步骤 ② →

温和灸<u>支沟穴</u>，每次15～20分钟。

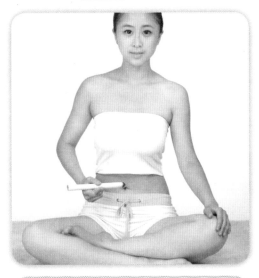

步骤 ③ ←

温和灸<u>天枢穴</u>，每次15～20分钟。

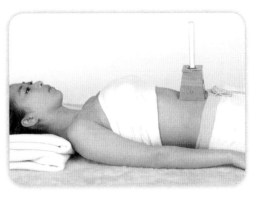

温馨提示

便秘患者应少吃油腻及辛辣刺激的食物，多吃水果、蔬菜；适当运动，加强腹肌锻炼，多做仰卧起坐、屈髋压腹动作；排便时可用拇指按于手臂支沟穴或腹部左侧天枢穴，以帮助排便；养成按时排便的习惯，大便时不宜久蹲。

步骤 ④ ↑

用艾灸盒灸<u>神阙穴</u>，每次每穴灸15～20分钟。

第十七节

泄 泻

泄泻是指排便次数增多、粪便稀溏、泻出物如水花样为主的病证，多由脾胃运化功能失常、体内湿邪盛、感受外邪、饮食不节、情志所伤、脏腑虚弱等所致。脾虚、湿盛是导致本病发生的重要因素，相当于现代医学的急性肠炎、慢性肠炎、胃肠功能紊乱、肠结核等肠道疾病。

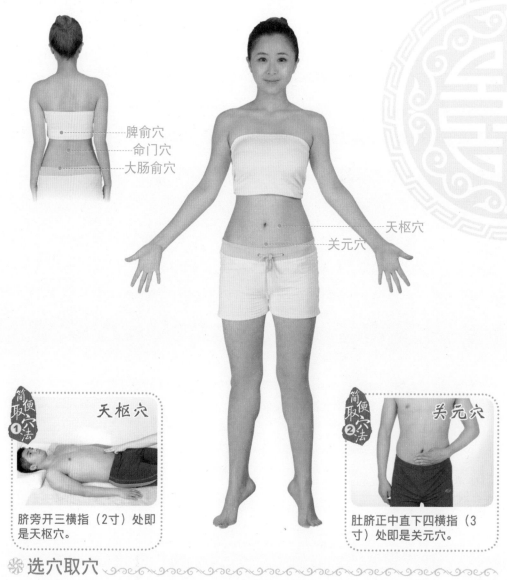

脾俞穴
命门穴
大肠俞穴

天枢穴
关元穴

简便取穴法① 天枢穴

脐旁开三横指（2寸）处即是天枢穴。

简便取穴法② 关元穴

肚脐正中直下四横指（3寸）处即是关元穴。

❀ 选穴取穴

天枢穴、大肠俞穴、脾俞穴、关元穴、命门穴。

艾灸方法

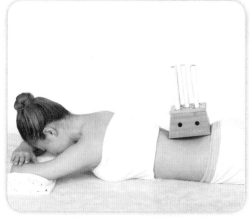

步骤 ① ←

用艾灸盒灸大肠俞穴、命门穴，每穴每次10分钟。

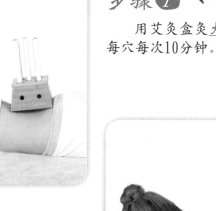

步骤 ② →

用艾灸盒灸脾俞穴，每次10分钟。

步骤 ③ ←

用艾灸盒灸天枢穴，每次灸10～15分钟。

步骤 ④ →

温和灸关元穴，每次灸10～15分钟。

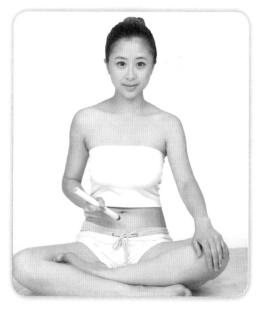

第十八节 落　枕

落枕又称"失枕"，是一种常见病。是以颈部疼痛，颈项僵硬，转侧不便为主要表现的颈部软组织急性扭伤或炎症，多由睡眠时颈背部遭受风寒侵袭或睡姿不良所致。表现为晨起突然感觉颈部疼痛不适，颈后部压痛及条索状硬结，颈部活动受限。以成年人多见，好发于春季、冬季。

66

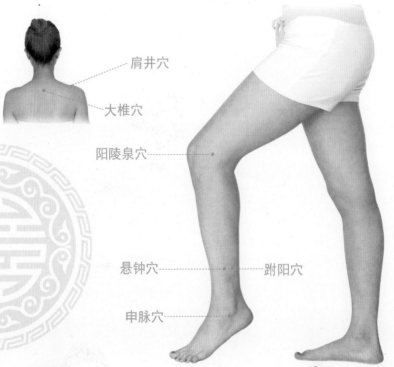

肩井穴

大椎穴

阳陵泉穴

悬钟穴　　　　　跗阳穴

申脉穴

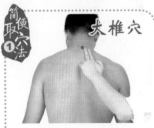

简便取穴法① 大椎穴

正坐低头，人体颈部下端，最高骨突下凹陷处，即是大椎穴。

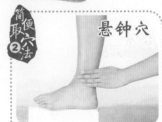

简便取穴法② 悬钟穴

足外踝最高点之上四指宽（3寸）的位置，与腓骨前缘交会处即为悬钟穴。

❀ 选穴取穴

大椎穴、阳陵泉穴、肩井穴、跗阳穴、申脉穴、悬钟穴。

艾灸方法

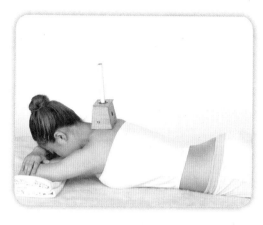

步骤 *1* ←

用艾灸盒灸<u>大椎穴</u>，每次10分钟。

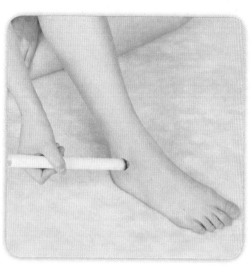

步骤 ② →

温和灸<u>跗阳穴</u>、<u>申脉穴</u>、<u>悬钟穴</u>，每穴10~15分钟。

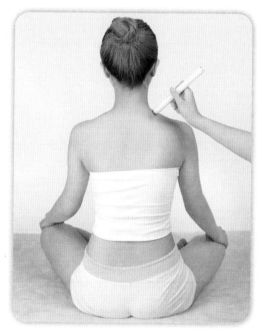

步骤 ③ ←

温和灸<u>肩井穴</u>，每次10~15分钟。

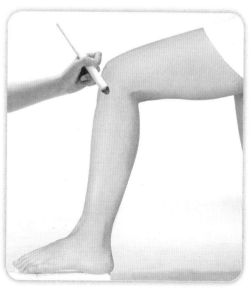

步骤 ④ →

温和灸<u>阳陵泉穴</u>，每次10~15分钟。

牙 痛

牙痛是指牙齿因各种原因引起的疼痛，为口腔疾患常见的症状之一。牙痛可由龋齿、牙髓炎、急性牙周炎、急慢性根尖周炎、牙本质过敏、牙齿折裂等多种疾病所引起。另外，三叉神经痛、颌骨骨髓炎、智齿冠周炎、急性化脓性上颌窦炎、颌骨含牙囊肿等疾病也可能诱发或伴发牙痛。

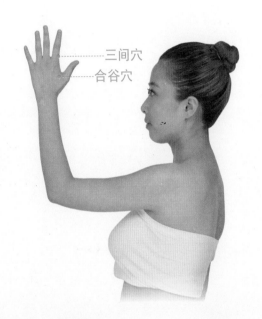

三间穴
合谷穴

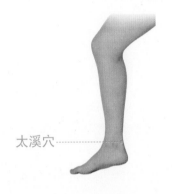

太溪穴

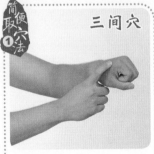

三间穴

握拳，在第二掌骨小头桡侧后陷中即是三间穴。

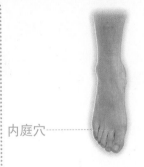

内庭穴

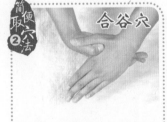

合谷穴

拇指、示指分开，露出虎口，另一手的拇指关节横纹压在虎口上，拇指关节向前弯曲压在对侧的拇指、示指指蹼上，拇指尖所指处即是合谷穴。

❀ 选穴取穴

合谷穴、内庭穴、三间穴、太溪穴。

艾灸方法

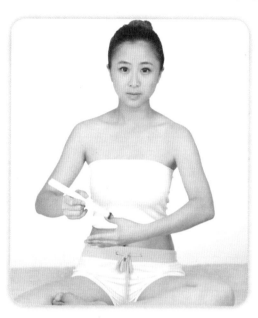

步骤 **1** ←

温和灸<u>合谷穴</u>，每次10～15分钟。

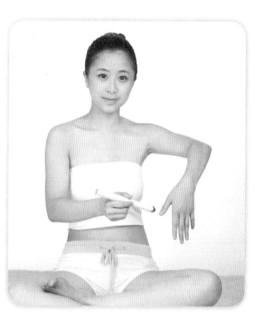

步骤 **2** →

温和灸<u>三间穴</u>，每次10～15分钟。

步骤 **3** ←

温和灸<u>太溪穴</u>，每次10～15分钟。

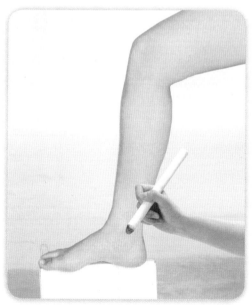

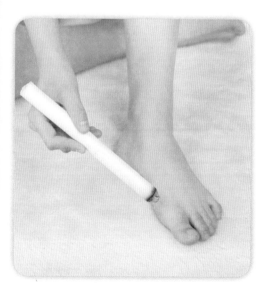

步骤 **4** →

温和灸<u>内庭穴</u>，每次10～15分钟。

第二十节 | 眩晕

眩晕是指眼花头晕，是一种临床症状。现代医学认为，眩晕是人体对空间的定向感觉障碍或平衡感觉障碍，是多种疾病的一种症状。可引起眩晕的疾病很多，除耳鼻咽喉科疾病外，还涉及内科、神经内科及骨科的疾病。

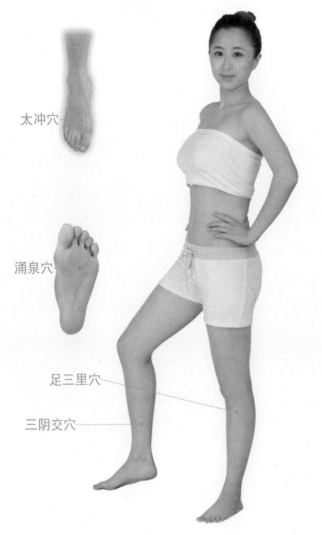

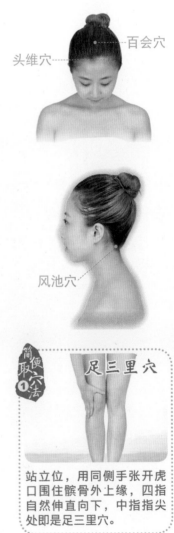

足三里穴

站立位，用同侧手张开虎口围住髌骨外上缘，四指自然伸直向下，中指指尖处即是足三里穴。

❀ 选穴取穴

风池穴、太冲穴、百会穴、三阴交穴、涌泉穴、足三里穴、头维穴。

艾灸方法

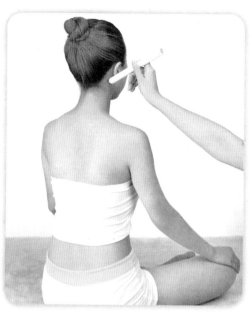

步骤 ① ←

温和灸<u>风池穴</u>，每次10～15分钟，每日或隔日灸1次，10次为1个疗程。

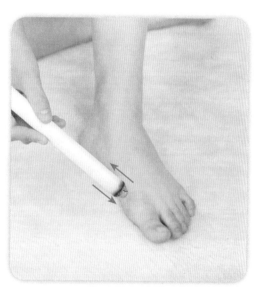

步骤 ② →

雀啄灸<u>太冲穴</u>，每次10～15分钟，每日或隔日灸1次，10次为1个疗程。

步骤 ③ ←

雀啄灸<u>百会穴</u>，每次10～15分钟。

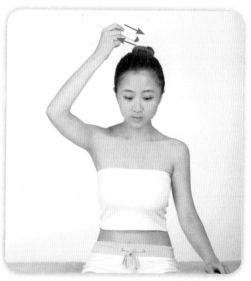

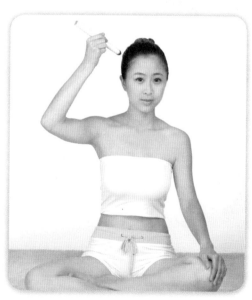

步骤 ④ →

温和灸<u>头维穴</u>，每次10～15分钟，每日或隔日灸1次。

艾灸方法

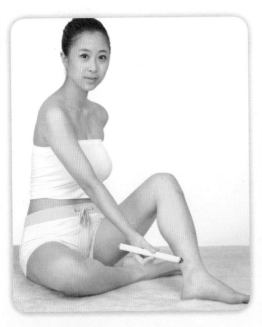

步骤 ❺ ←

温和灸<u>三阴交穴</u>，每次10～15分钟，每日或隔日灸1次，10次为1个疗程。

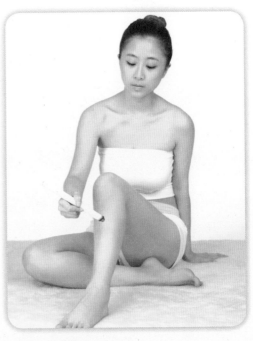

步骤 ❻ →

温和灸<u>足三里穴</u>，每次10～15分钟，每日或隔日灸1次，10次为1个疗程。

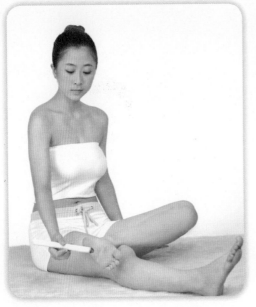

步骤 ❼ ←

温和灸<u>涌泉穴</u>，每次10～15分钟，每日或隔日灸1次，10次为1个疗程。

温馨提示

避免劳累过度，保持心情舒畅，注意饮食宜清淡，避免刺激性食物及烟酒。出现眩晕时应在安静且空气清新的室内卧床休息。

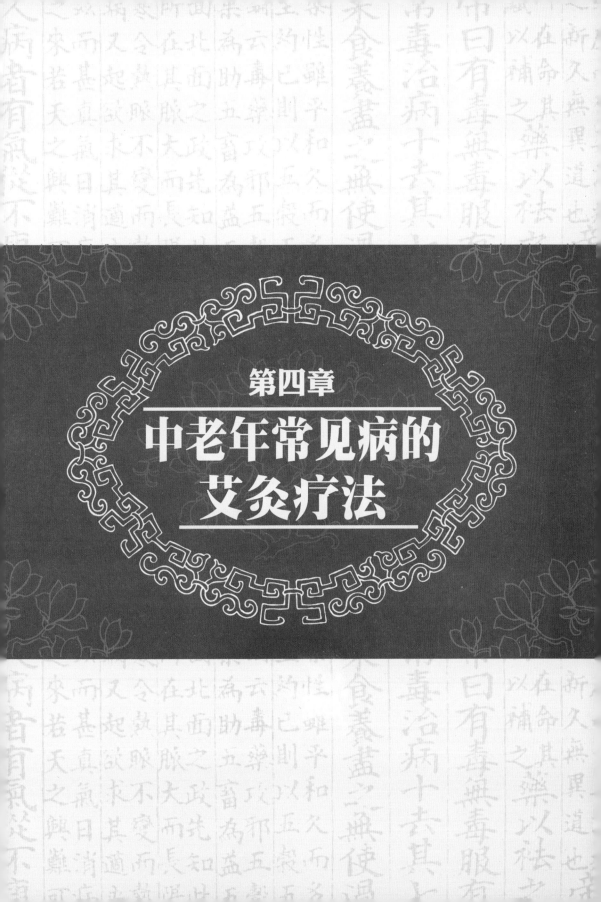

第四章

中老年常见病的艾灸疗法

糖尿病

糖尿病以高血糖为主要表现症状，是一种多病因的代谢疾病。糖尿病患者的典型症状为多尿、多食、多饮及消瘦。糖尿病的发病原因很多，多数因为平时进食太多，且多为甘甜油腻等高热量的食物，使脂肪在身体内积累，久而久之造成胰岛功能受损，最终导致糖尿病。

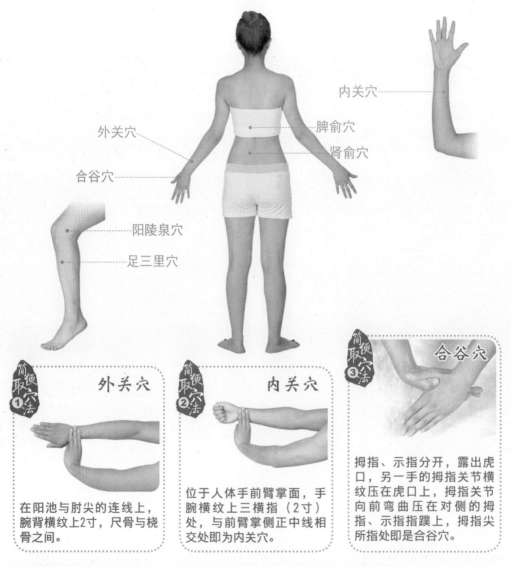

内关穴

外关穴

脾俞穴

肾俞穴

合谷穴

阳陵泉穴

足三里穴

简便取穴法 ❶ 外关穴

简便取穴法 ❷ 内关穴

简便取穴法 ❸ 合谷穴

在阳池与肘尖的连线上，腕背横纹上2寸，尺骨与桡骨之间。

位于人体手前臂掌面，手腕横纹上三横指（2寸）处，与前臂掌侧正中线相交处即为内关穴。

拇指、示指分开，露出虎口，另一手的拇指关节横纹压在虎口上，拇指关节向前弯曲压在对侧的拇指、示指指蹼上，拇指尖所指处即是合谷穴。

❀ 选穴取穴

脾俞穴、外关穴、阳陵泉穴、内关穴、合谷穴、足三里穴、肾俞穴。

艾灸方法

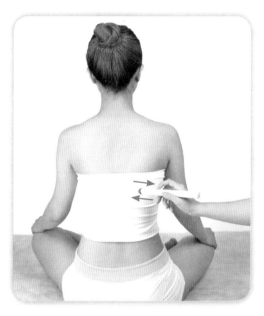

步骤 1 ←

雀啄灸<u>脾俞穴</u>，每次10～20分钟。

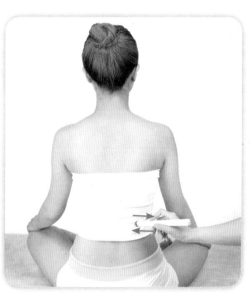

步骤 2 →

雀啄灸<u>肾俞穴</u>，每次10～20分钟。

步骤 3 ←

雀啄灸<u>阳陵泉穴</u>，每次10～20分钟。

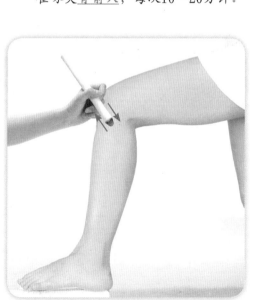

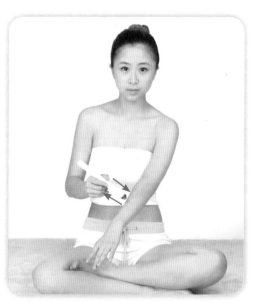

步骤 4 →

雀啄灸<u>外关穴</u>，每次10～20分钟。

艾灸方法

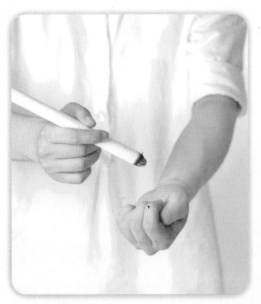

步骤 5 ←

温和灸内关穴，每次10～20分钟。

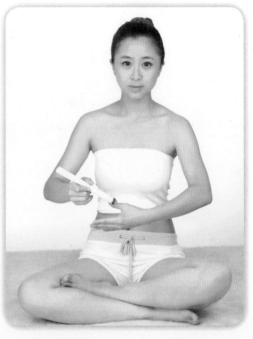

步骤 6 →

温和灸合谷穴，每次10～20分钟。

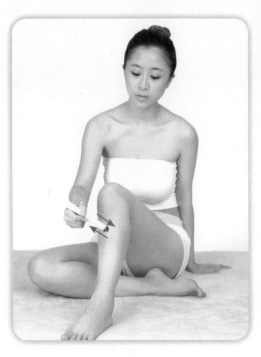

步骤 7 ←

雀啄灸足三里穴，每次10～20分钟。

温馨提示

　　平时要养成良好的生活习惯，经常锻炼身体，适当地喝纯咖啡，多吃含食物纤维多的食品，食用植物油，少饮酒，注意劳逸结合。

高血压

第二节 高血压是一种常见的心脑血管疾病。60岁以上人群易患高血压。在高血压的定义与分类中，将高血压的诊断标准定在收缩压高于18.7千帕和舒张压高于12.0千帕。由高血压导致的心脑血管疾病的死亡率高居全球各类疾病死亡率之首。一般情况下，高血压与糖尿病、高脂血症有关，肥胖体型的患者常伴有高血压。

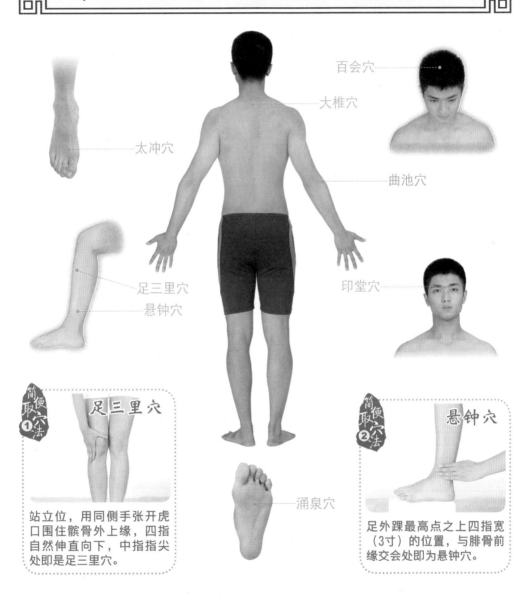

百会穴
大椎穴
太冲穴
曲池穴
足三里穴
悬钟穴
印堂穴
涌泉穴

足三里穴

站立位，用同侧手张开虎口围住髌骨外上缘，四指自然伸直向下，中指指尖处即是足三里穴。

悬钟穴

足外踝最高点之上四指宽（3寸）的位置，与腓骨前缘交会处即为悬钟穴。

❀ 选穴取穴

足三里穴、太冲穴、涌泉穴、曲池穴、百会穴、印堂穴、大椎穴、悬钟穴。

艾灸方法

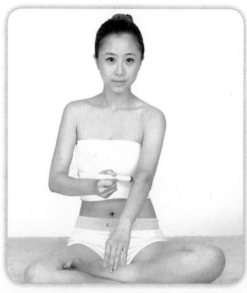

步骤 ① ←

温和灸曲池穴，每次灸8～10分钟。

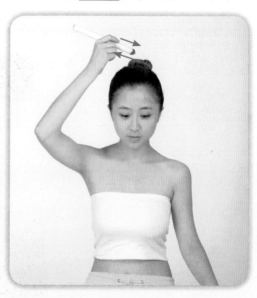

步骤 ② →

雀啄灸百会穴，每次灸8～10分钟。

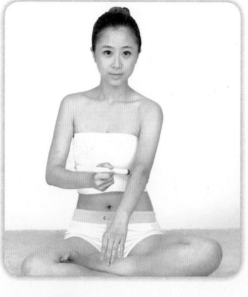

步骤 ③ ←

雀啄灸印堂穴，每次灸8～10分钟。

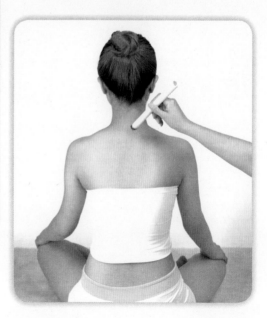

步骤 ④ →

温和灸大椎穴，每次灸8～10分钟。

艾灸方法

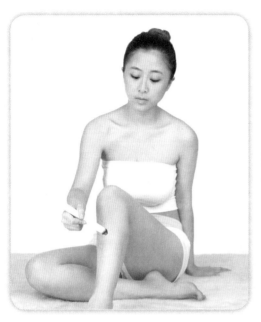

步骤 ⑤ ←

温和灸足三里穴，每次灸15～20分钟。

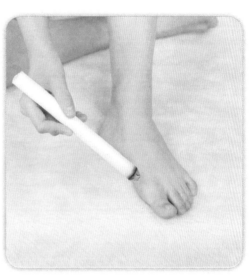

步骤 ⑥ →

温和灸太冲穴，每次灸15～20分钟。

步骤 ⑦ ←

温和灸涌泉穴，每次灸15～20分钟。

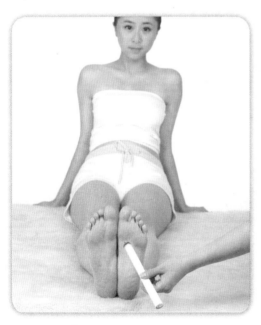

步骤 ⑧ →

温和灸悬钟穴，每次灸15～20分钟。

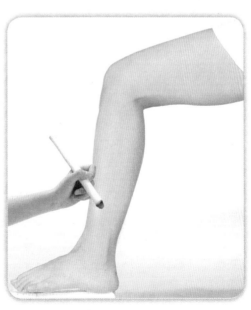

第三节 高脂血症

高脂血症是中老年人常见的疾病之一，严重影响着中老年人正常生活和身体健康。血脂中主要的成分是胆固醇和甘油三酯。胆固醇和甘油三酯含量增高导致的血脂代谢紊乱、脂肪代谢或转运异常的病症称为高脂血症。

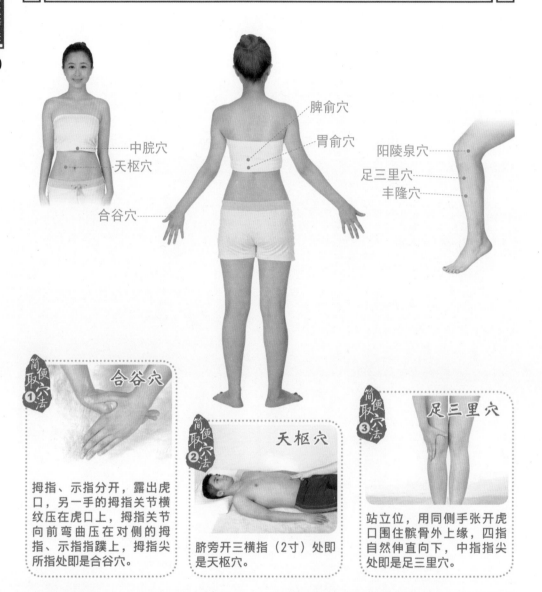

中脘穴
天枢穴
合谷穴
脾俞穴
胃俞穴
阳陵泉穴
足三里穴
丰隆穴

简便取穴法 ① 合谷穴

拇指、示指分开，露出虎口，另一手的拇指关节横纹压在虎口上，拇指关节向前弯曲压在对侧的拇指、示指指蹼上，拇指尖所指处即是合谷穴。

简便取穴法 ② 天枢穴

脐旁开三横指（2寸）处即是天枢穴。

简便取穴法 ③ 足三里穴

站立位，用同侧手张开虎口围住髌骨外上缘，四指自然伸直向下，中指指尖处即是足三里穴。

❀ 选穴取穴

丰隆穴、阳陵泉穴、足三里穴、合谷穴、天枢穴、中脘穴、脾俞穴、胃俞穴。

艾灸方法

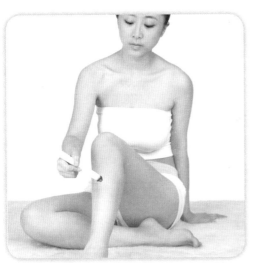

步骤 1 ←

温和灸足三里穴、阳陵泉穴、丰隆穴，每穴每次艾灸20分钟。

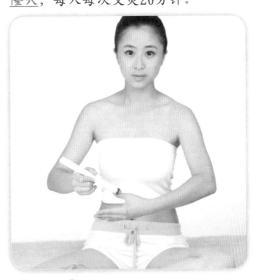

步骤 2 →

温和灸合谷穴，每次艾灸20～25分钟。

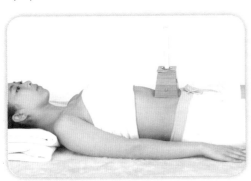

步骤 3 ←

用艾灸盒灸天枢穴，每次艾灸20分钟。

步骤 4 →

温和灸中脘穴，每次艾灸20分钟。

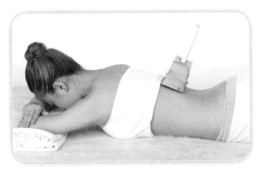

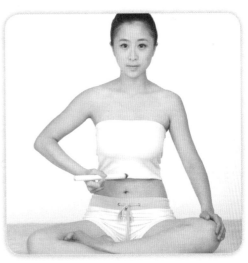

步骤 5 ←

用艾灸盒灸脾俞穴、胃俞穴，每次艾灸20分钟。

第四节

低血压

　　一般情况下，成人的肢动脉血压低于12.0/8.0千帕，即可称为低血压。低血压发病时会出现头晕、头痛、食欲缺乏、脸色苍白、消化不良、晕车、晕船等症状；严重时会有瞬时站立眩晕、四肢冷、心悸、呼吸困难、发音含糊、昏厥等症状。

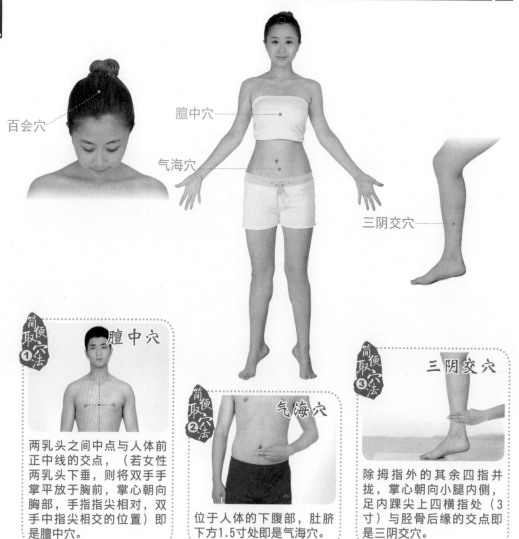

百会穴

膻中穴

气海穴

三阴交穴

简便取穴法① 膻中穴

两乳头之间中点与人体前正中线的交点，（若女性两乳头下垂，则将双手手掌平放于胸前，掌心朝向胸部，手指指尖相对，双手中指尖相交的位置）即是膻中穴。

简便取穴法② 气海穴

位于人体的下腹部，肚脐下方1.5寸处即是气海穴。

简便取穴法③ 三阴交穴

除拇指外的其余四指并拢，掌心朝向小腿内侧，足内踝尖上四横指处（3寸）与胫骨后缘的交点即是三阴交穴。

❋ 选穴取穴

膻中穴、气海穴、三阴交穴、百会穴。

艾灸方法

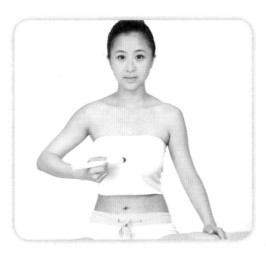

步骤① ←

温和灸<u>膻中穴</u>，每次10分钟。

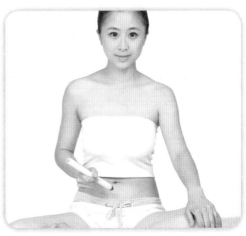

步骤② →

温和灸<u>气海穴</u>，每次10分钟。

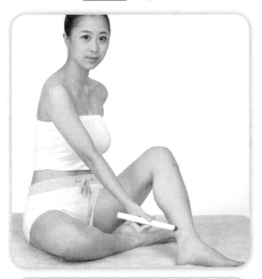

步骤③ ←

温和灸<u>三阴交穴</u>，每次10分钟。

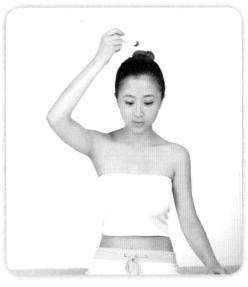

温馨提示

平时多吃高营养、易消化和富含膳食纤维的食物。可用肉桂、甘草和人参泡开水当茶饮。注意变换体位时动作缓慢些。避免使用明显降血压的药物。

步骤④ ↑

温和灸<u>百会穴</u>，每次10分钟。

冠心病

　　冠心病是冠状动脉粥样硬化性心脏病的简称。冠心病是中老年人最常见的心血管疾病之一，常见于四十岁以上人群。在我国，冠心病的患病率随着年龄的增长而增高。若冠状动脉发生粥样硬化或痉挛，会出现冠状动脉狭窄或闭塞，导致心肌缺血、缺氧，严重危害人的生命。

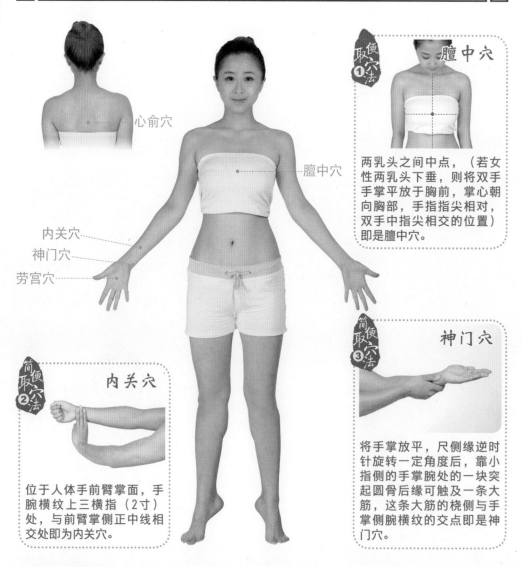

心俞穴

膻中穴

内关穴

神门穴

劳宫穴

便取穴法① 膻中穴

两乳头之间中点，（若女性两乳头下垂，则将双手手掌平放于胸前，掌心朝向胸部，手指指尖相对，双手中指指尖相交的位置）即是膻中穴。

简便取穴法② 内关穴

位于人体手前臂掌面，手腕横纹上三横指（2寸）处，与前臂掌侧正中线相交处即为内关穴。

简便取穴法③ 神门穴

将手掌放平，尺侧缘逆时针旋转一定角度后，靠小指侧的手掌腕处的一块突起圆骨后缘可触及一条大筋，这条大筋的桡侧与手掌侧腕横纹的交点即是神门穴。

❀ 选穴取穴

　　心俞穴、膻中穴、内关穴、神门穴、劳宫穴。

艾灸方法

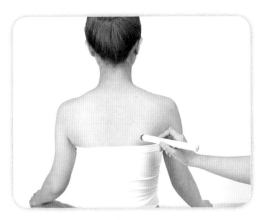

步骤 ① ←

温和灸<u>心俞穴</u>，每次15分钟，每天1～2次。

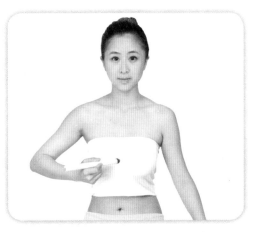

步骤 ② →

温和灸<u>膻中穴</u>，灸10分钟即可。

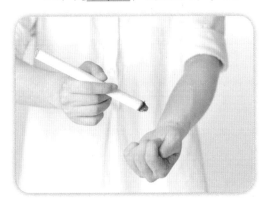

步骤 ③ ←

温和灸<u>内关穴</u>，每次15分钟，每天1～2次。

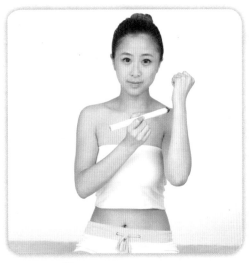

步骤 ④ →

温和灸<u>神门穴</u>，每次15分钟，每天1～2次。

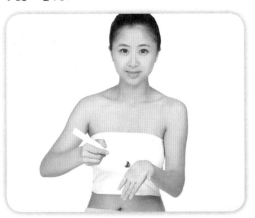

步骤 ⑤ ←

温和灸<u>劳宫穴</u>，每次15分钟，每天1～2次。

慢性胃炎

第六节

慢性胃炎指不同病因引起的各种慢性胃黏膜炎性病变，是一种常见病，其发病率在各种胃病中居首位。中医认为多因长期饮食不节、喜食辛辣、过食生冷、精神刺激、情志不畅、外邪内侵、劳累受寒、气候变化等因所致。多数患者有不同程度的消化不良、食欲不振、上腹部胀痛等症状，严重者会出现恶心、呕吐、呕血、大便呈黑色等症状。

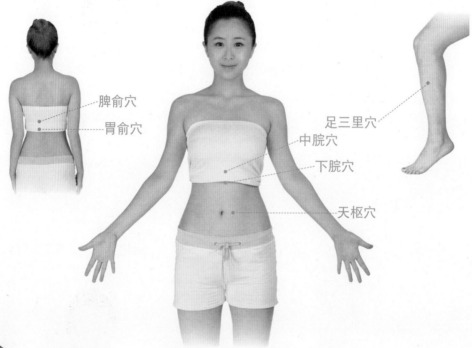

脾俞穴
胃俞穴
足三里穴
中脘穴
下脘穴
天枢穴

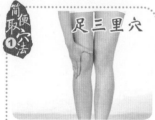

简便取穴法 ① 足三里穴

站立位，用同侧手张开虎口围住髌骨外上缘，四指自然伸直向下，中指指尖处即是足三里穴。

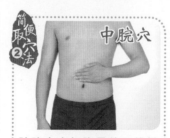

简便取穴法 ② 中脘穴

肚脐中央与胸骨体下缘两点连线之中间点或脐上一手掌宽（4寸）的位置。

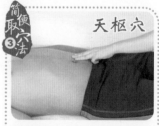

简便取穴法 ③ 天枢穴

脐旁开三横指（2寸）处即是天枢穴。

❀ 选穴取穴

脾俞穴、中脘穴、天枢穴、下脘穴、胃俞穴、足三里穴。

艾灸方法

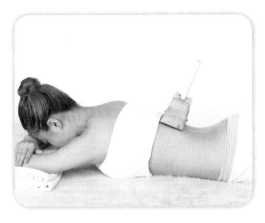

步骤 1 ←

用艾灸盒灸脾俞穴、胃俞穴，每穴15分钟，每天1～2次。

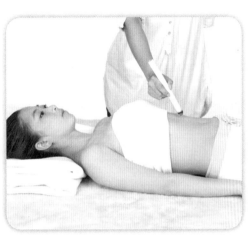

步骤 2 →

温和灸中脘穴、下脘穴，每穴20分钟，每天1～2次。

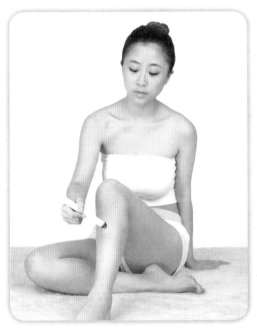

步骤 3 ←

温和灸足三里穴，每次15～20分钟，每天1～2次。

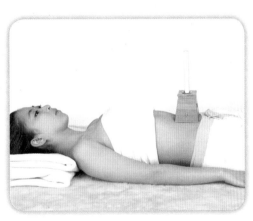

步骤 4 →

用艾灸盒灸天枢穴，每次15分钟。

第七节

肩周炎

　　肩关节周围炎简称"肩周炎"，属于中医学中"肩痹"的范畴。本病女性发病率高于男性。中医根据其发病原因、临床表现和发病年龄等特点，出现"漏肩风"、"肩凝症"、"冻结肩"、"五十肩"之称。肩周炎是指肩部疼痛及肩关节活动受限、强直的临床综合征。

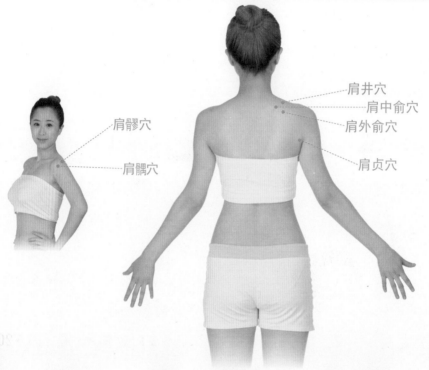

肩髎穴
肩髃穴
肩井穴
肩中俞穴
肩外俞穴
肩贞穴

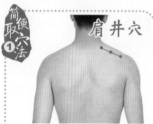

位于人体肩上，在后颈部骨突最高点的大椎穴与肩峰最高点连线的中点。

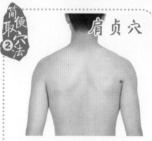

在腋后皱襞缝纹头上1寸处。

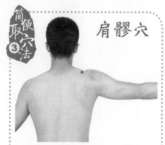

上臂外展平举时，在肩峰后下方凹陷中。

❀ 选穴取穴

　　肩井穴、肩中俞穴、肩外俞穴、肩贞穴、肩髎穴、肩髃穴。

艾灸方法

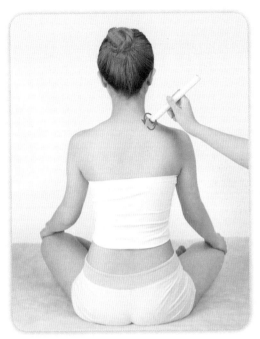

步骤 ① ←

　　回旋灸肩井穴、肩中俞穴、肩外俞穴、肩贞穴，连续艾灸20分钟为宜。

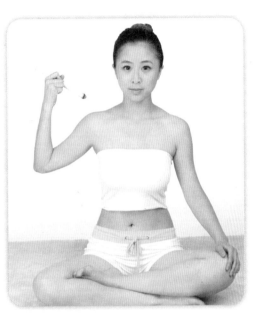

步骤 ② →

　　温和灸肩髃穴、肩髎穴，每穴20分钟，每天1次，连续艾灸10天为1个疗程。

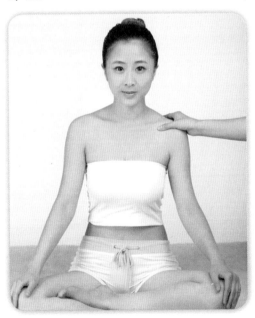

步骤 ③ ←

　　按摩肩部，缓解肩部疼痛，舒缓僵硬状态。

温馨提示

　　肩周炎患者可以适当做爬墙运动。活动时，患者面对墙壁直立，身体与墙壁贴紧，将患肢的手掌贴住墙面，用手指缓慢地沿着墙壁向上爬行，直到肩部产生疼痛感为止。多次重复以上动作，尽量使每次高度都超过前一次，直至肩关节能够完成手臂上举的动作。

颈椎病

颈椎病是由颈椎退行性病变而引起的颈椎管或椎间孔变形、狭窄，从而刺激或压迫颈部脊髓、神经、血管，导致颈肩疼痛、头晕、头痛、手指或手臂麻木、肌肉萎缩等症状，严重时双下肢出现痉挛或行走困难等。颈椎病多发生在中老年人群中，且男性发病率高于女性。近年来，随着人们文化生活的不断丰富，电脑的普及范围不断扩大，我国颈椎病的发病率也越来越高，且趋于年轻化。

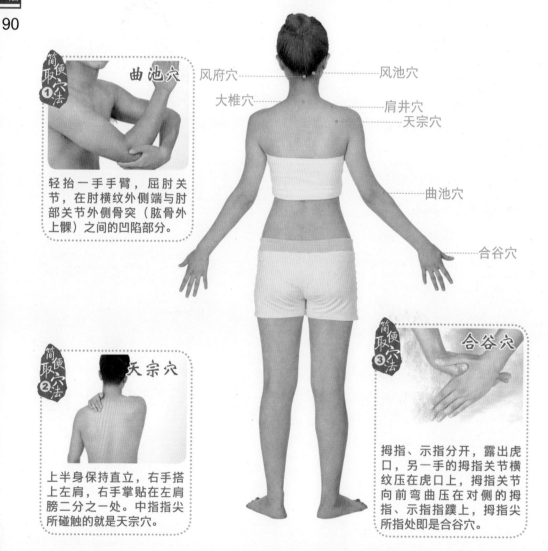

简便取穴法 ① 曲池穴

轻抬一手手臂，屈肘关节，在肘横纹外侧端与肘部关节外侧骨突（肱骨外上髁）之间的凹陷部分。

风府穴 —— 风池穴
大椎穴 —— 肩井穴
—— 天宗穴
—— 曲池穴
—— 合谷穴

简便取穴法 ② 天宗穴

上半身保持直立，右手搭上左肩，右手掌贴在左肩膀二分之一处。中指指尖所碰触的就是天宗穴。

简便取穴法 ③ 合谷穴

拇指、示指分开，露出虎口，另一手的拇指关节横纹压在虎口上，拇指关节向前弯曲压在对侧的拇指、示指指蹼上，拇指尖所指处即是合谷穴。

❀ 选穴取穴

风池穴、天宗穴、肩井穴、大椎穴、风府穴、曲池穴、合谷穴。

艾灸方法

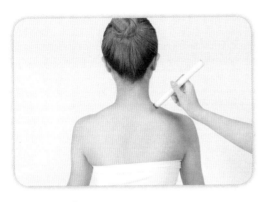

步骤 ① ←

温和灸<u>肩井穴</u>、<u>天宗穴</u>，每穴每次10～15分钟，每天1次。

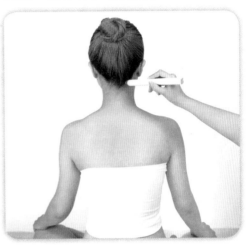

步骤 ② →

温和灸<u>风池穴</u>、<u>风府穴</u>，每穴每次10～15分钟，每天1次。

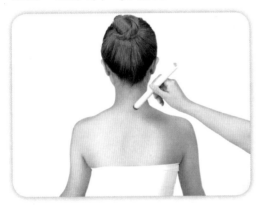

步骤 ③ ←

温和灸<u>大椎穴</u>，每次10～15分钟，每天1次。

步骤 ④ →

温和灸<u>曲池穴</u>，每次10～15分钟，每天1次。

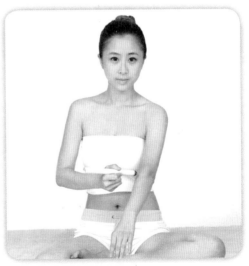

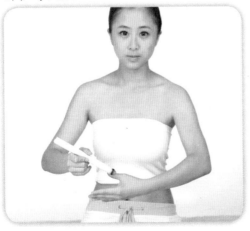

步骤 ⑤ ←

温和灸<u>合谷穴</u>，每次10～15分钟，每天1次。

风湿性关节炎

第九节

风湿性关节炎，中医称之痹证，是由风、寒、湿、热等邪气引起的以肢体关节及肌肉酸痛、麻木、重着、屈伸不利，甚或关节肿大、灼热等为主症的一类病症。

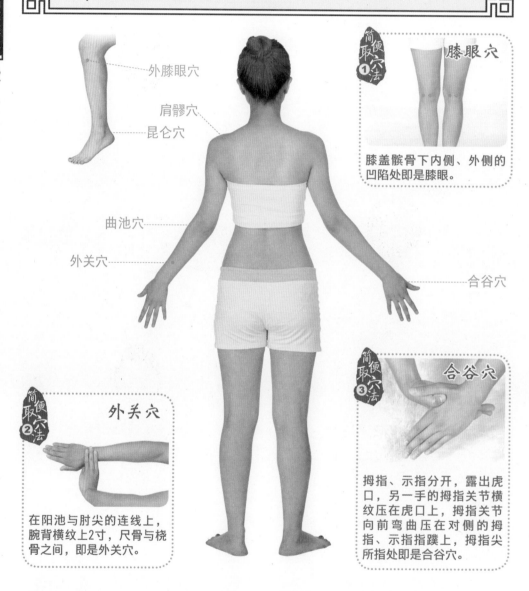

外膝眼穴
肩髎穴
昆仑穴

曲池穴
外关穴

合谷穴

简便取穴法① 膝眼穴

膝盖髌骨下内侧、外侧的凹陷处即是膝眼。

简便取穴法② 外关穴

在阳池与肘尖的连线上，腕背横纹上2寸，尺骨与桡骨之间，即是外关穴。

简便取穴法③ 合谷穴

拇指、示指分开，露出虎口，另一手的拇指关节横纹压在虎口上，拇指关节向前弯曲压在对侧的拇指、示指指蹼上，拇指尖所指处即是合谷穴。

❀ 选穴取穴

肩髎穴、曲池穴、外关穴、膝眼穴、昆仑穴、合谷穴。

艾灸方法

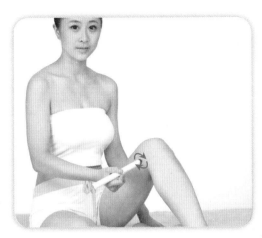

步骤 1 ←

回旋灸内膝眼穴、外膝眼穴，每穴每次3～5分钟。

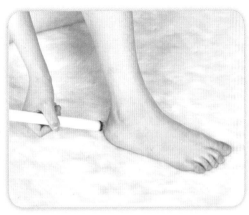

步骤 2 →

温和灸昆仑穴，每次5分钟。

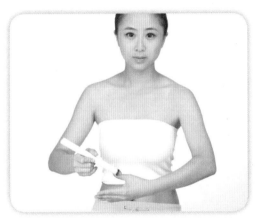

步骤 3 ←

温和灸合谷穴，每次5分钟。

步骤 4 →

温和灸外关穴、曲池穴，每穴每次5分钟。

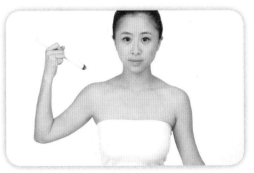

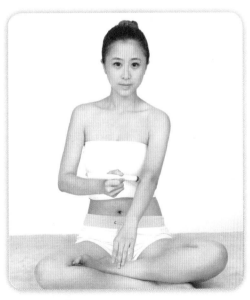

步骤 5 ←

温和灸肩髎穴，每次5分钟。

第十节 | 腰肌劳损

腰肌劳损是由劳损、创伤及腰椎平衡失调等原因引起腰部肌肉、筋膜、韧带等软组织慢性纤维化、钙化、硬化，致使腰肌疲劳且易出现疼痛。中医认为腰肌劳损与风寒湿之邪侵袭经络、跌仆闪挫、肾虚等因素有关。

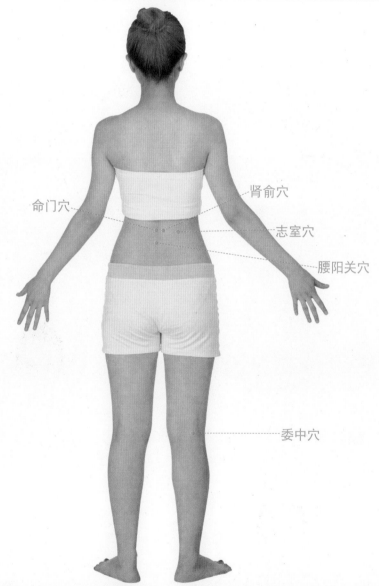

命门穴
肾俞穴
志室穴
腰阳关穴
委中穴

 选穴取穴

命门穴、腰阳关穴、肾俞穴、志室穴、委中穴、阿是穴。

艾灸方法

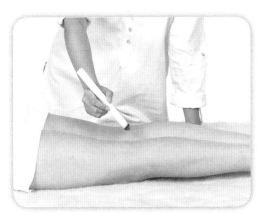

步骤 ① ←

温和灸<u>委中穴</u>，每次10～15分钟。

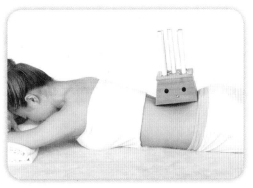

步骤 ② →

用艾灸盒灸腰背部<u>阿是穴</u>，15分钟为宜。

步骤 ③ ←

用艾灸盒灸<u>腰阳关穴</u>、<u>肾俞穴</u>、<u>志室穴</u>，每穴灸10～15分钟。

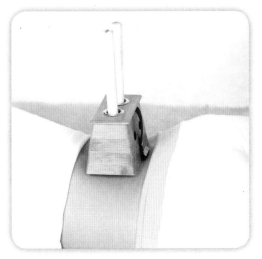

温馨提示

建议每天坚持锻炼腰腹部，缓解、放松腰部肌肉的疲劳，预防腰肌劳损。运动前要做好热身运动，运动后要做整理运动。另外，工作中防止过度劳累，纠正不良的工作姿势，如弯腰过久、伏案过低等。

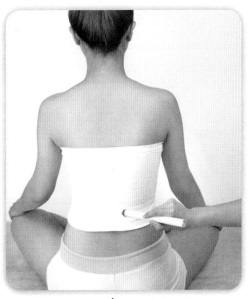

步骤 ④ ↑

温和灸<u>命门穴</u>，每穴灸10～15分钟。

腰椎间盘突出症

腰椎间盘突出症是临床上较为常见的一种可引起腰腿疼痛的疾病，多发生于青壮年。腰椎间盘突出症主要因椎间盘劳损变性、纤维环破裂或髓核脱出等现象，刺激或压迫脊神经、脊髓等引起腰痛、麻木、下肢放射痛、皮肤浅感觉障碍等症状。最常见的原因是在没有防护的情况下搬运或抬重物，长时间弯腰后猛然直腰。

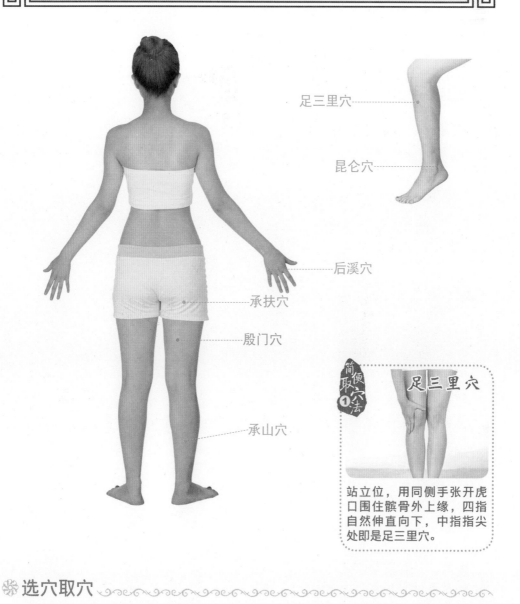

足三里穴

昆仑穴

后溪穴

承扶穴

殷门穴

承山穴

简便取穴法① 足三里穴

站立位，用同侧手张开虎口围住髌骨外上缘，四指自然伸直向下，中指指尖处即是足三里穴。

❀ 选穴取穴

阿是穴（腰部压痛点）、殷门穴、承山穴、后溪穴、足三里穴、昆仑穴、承扶穴。

艾灸方法

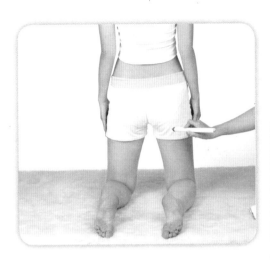

步骤 ① ←

温和灸<u>承扶穴</u>、<u>殷门穴</u>，每穴每次10~15分钟。

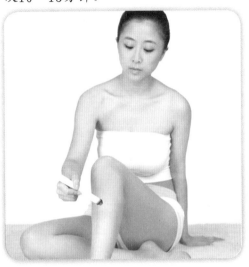

步骤 ② →

温和灸<u>足三里穴</u>，每次10~15分钟。

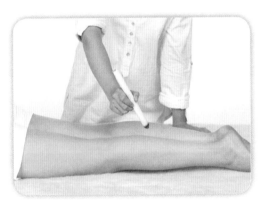

步骤 ③ ←

温和灸<u>承山穴</u>，每次10~15分钟。

步骤 ④ →

温和灸<u>后溪穴</u>，每次10~15分钟。

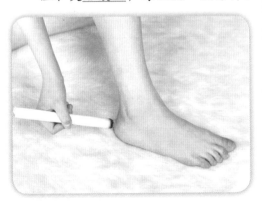

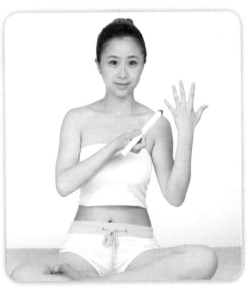

步骤 ⑤ ←

温和灸<u>昆仑穴</u>，每次10~15分钟。

第十二节

足跟痛症

　　足跟痛症是指因长期站立工作或长期从事奔跑、跳跃等活动；或扁平足、足弓塌陷致足跟疼痛、行走困难的病症。损伤筋脉、血瘀阻络、感受风寒湿邪、气血运行不畅、肝肾亏虚均可致足跟痛。足跟痛主要表现为一侧或双侧足跟部位疼痛，站立、行走则加重。

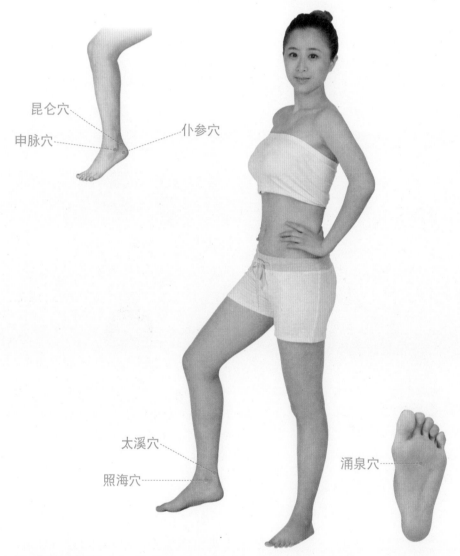

昆仑穴
申脉穴
仆参穴
太溪穴
照海穴
涌泉穴

❀ 选穴取穴

　　太溪穴、照海穴、申脉穴、昆仑穴、涌泉穴、仆参穴。

艾灸方法

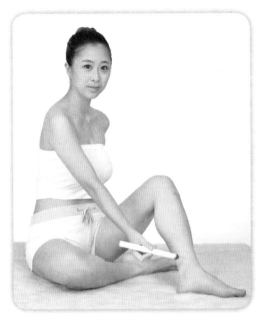

步骤 1 ←

　　温和灸<u>照海穴、太溪穴</u>，每穴每次10分钟，每天1次或早晚各灸1次，7天为1个疗程，可连续灸3个疗程。

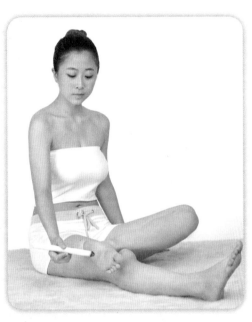

步骤 2 →

　　温和灸<u>涌泉穴</u>，每次15分钟，每天1次或早晚各灸1次，7天为1个疗程。

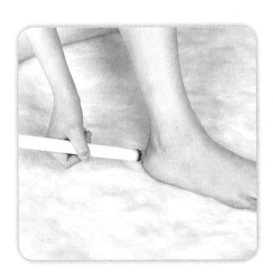

步骤 3 ←

　　温和灸<u>仆参穴、申脉穴、昆仑穴</u>，每天1次或早晚各灸1次，7天为1个疗程，可连续灸3个疗程。

温馨提示

　　可在足跟部加垫足跟垫以防止发生跟痛症。并可以配合温水浸浴或按摩疗法。如保守治疗无效，可进行手术治疗。

痔 疮

痔疮是肛门直肠底部及肛门黏膜的静脉丛发生曲张而形成的一个或多个柔软的静脉团，又称为痔核、痔病、痔疾等，是人类特有的常见慢性疾病。痔疮的症状是患处作痛、便血。严重时，痔块会凸出肛门外，这时称作肛门脱垂。痔疮包括内痔、外痔、混合痔。内痔是长在肛门管起始处的痔，表面由黏膜覆盖；外痔是指在肛管口上，表面由皮肤覆盖；同时患有内痔和外痔时，称为混合痔。

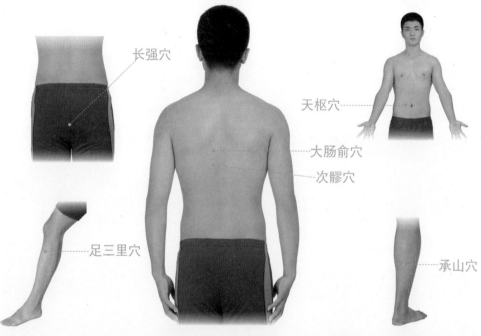

长强穴
天枢穴
大肠俞穴
次髎穴
足三里穴
承山穴

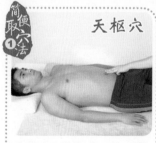

天枢穴

简便取穴法①

脐旁开三横指（2寸）处即是天枢穴。

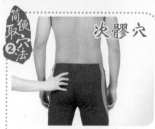

次髎穴

简便取穴法②

骨盆后面，髂骨正中突起处是第1骶椎刺突，髂后上刺与第2骶椎刺突之间即第2骶后孔，即为次髎穴。

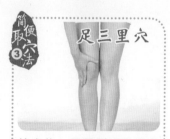

足三里穴

简便取穴法③

站立位，用同侧手张开虎口围住髌骨外上缘，四指自然伸直向下，中指指尖处即是足三里穴。

❀ 选穴取穴

大肠俞穴、次髎穴、承山穴、天枢穴、足三里穴、长强穴。

艾灸方法

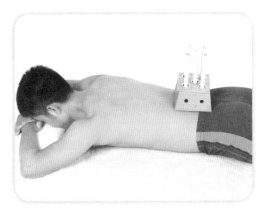

步骤 ① ←

用艾灸盒灸腰臀部<u>大肠俞穴、次髎穴、长强穴</u>，施灸时间以晚间睡前为宜，每天1次，每穴灸治20分钟，以局部皮肤泛红为度，7天为1个疗程，可连续灸治数个疗程。

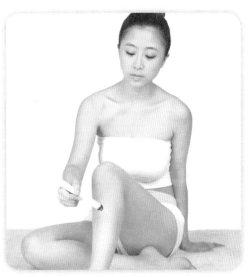

步骤 ② →

温和灸<u>足三里穴</u>，施灸时间以晚间睡前为宜，每天1次，每穴灸20分钟，以局部皮肤泛红为度，7天为1个疗程，可连续灸治数个疗程。

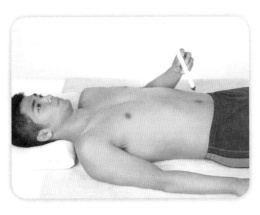

步骤 ③ ←

温和灸<u>天枢穴</u>，施灸时间以晚间睡前为宜，每天1次，每穴灸20分钟，以局部皮肤泛红为度，7天为1个疗程，可连续灸治数个疗程。

步骤 ④ →

温和灸<u>承山穴</u>，施灸时间以晚间睡前为宜，每天1次，每穴灸20分钟，以局部皮肤泛红为度，7天为1个疗程，可连续灸治数个疗程。

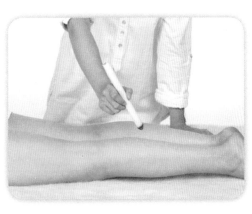

脱 肛

脱肛即直肠脱垂，是肛管、直肠黏膜或直肠和部分乙状结肠脱出的总称。老年人、小儿以及久患痔疮、久痢、久泻之人多发。常由年老体弱、妇女产后劳倦、慢性腹泻、便秘、百日咳、排尿困难等所致。

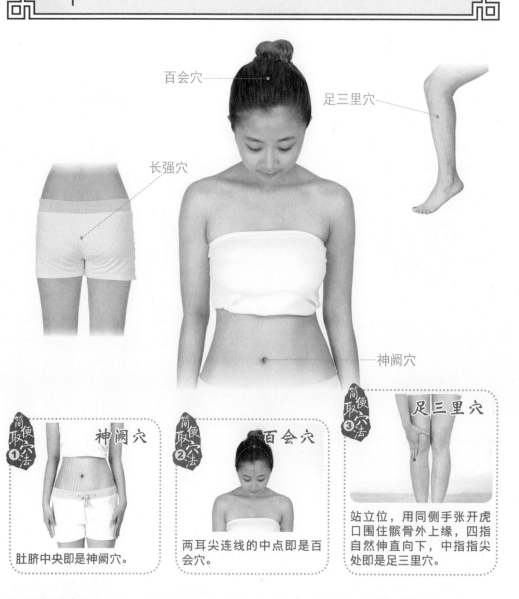

百会穴

足三里穴

长强穴

神阙穴

简便取穴法① 神阙穴

肚脐中央即是神阙穴。

简便取穴法② 百会穴

两耳尖连线的中点即是百会穴。

简便取穴法③ 足三里穴

站立位，用同侧手张开虎口围住髌骨外上缘，四指自然伸直向下，中指指尖处即是足三里穴。

❀ 选穴取穴

神阙穴、百会穴、足三里穴、长强穴。

艾灸方法

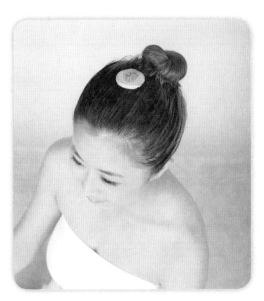

步骤 1 ←

隔姜灸百会穴，每次3～5壮，每日1次。

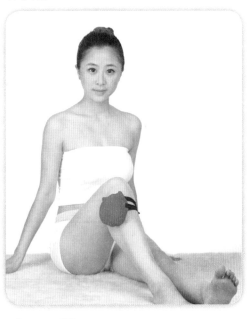

步骤 2 →

用艾灸罐灸足三里穴，每次20分钟。

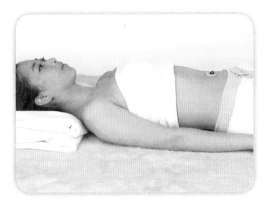

步骤 3 ←

隔姜灸神阙穴，每次3～5壮，每日1次。

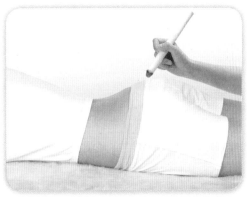

温馨提示

治疗脱肛，还可以直接艾灸肛门部位。艾灸时，可以坐在小塑料凳（中间有孔的小凳）上，让肛门从孔上露出来。把艾条点燃，对着孔中的肛门处艾灸。

步骤 4 ↑

隔姜灸长强穴，每次3～5壮，每日1次。

坐骨神经痛

坐骨神经痛指坐骨神经通路及其分布区的疼痛综合征，其病因可分为原发性和继发性两大类。原发性坐骨神经痛病因尚未明确，且较少见；继发性坐骨神经痛则多见于椎管内病变及椎间盘、脊椎病变，或盆腔及骨盆疾患。

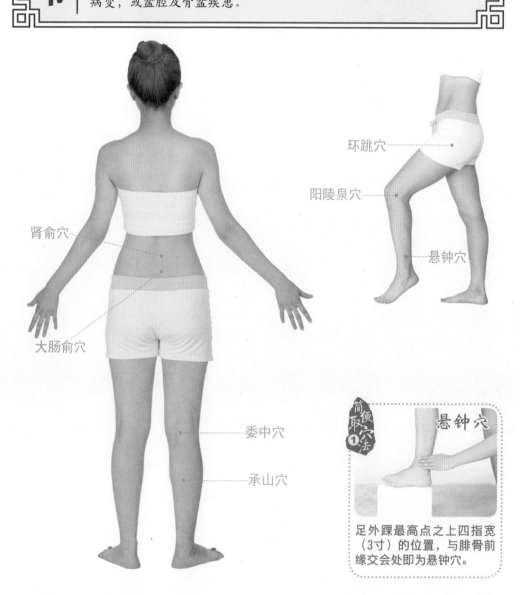

环跳穴

阳陵泉穴

悬钟穴

肾俞穴

大肠俞穴

委中穴

承山穴

简便取穴法 ① 悬钟穴

足外踝最高点之上四指宽（3寸）的位置，与腓骨前缘交会处即为悬钟穴。

选穴取穴

肾俞穴、大肠俞穴、委中穴、承山穴、环跳穴、阳陵泉穴、悬钟穴。

艾灸方法

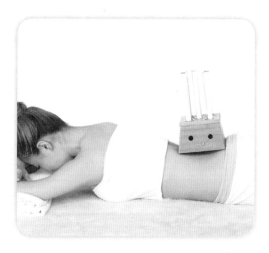

步骤 1 ←

用艾灸盒灸肾俞穴、大肠俞穴，每穴15分钟，每天1次。

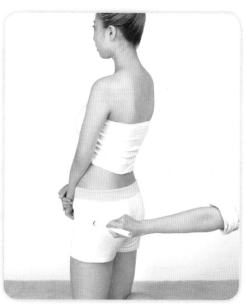

步骤 2 →

温和灸环跳穴，每穴15分钟，每天1次。

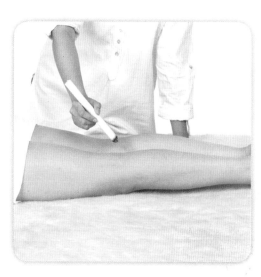

步骤 3 ←

温和灸委中穴、承山穴，每穴15分钟，每天1次。

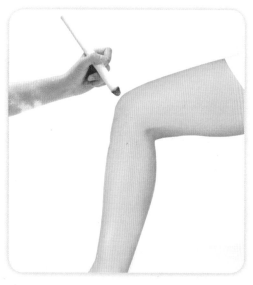

步骤 4 →

温和灸阳陵泉穴、悬钟穴，每穴15分钟，每天1次。

第十六节 | 慢性肾炎

慢性肾小球肾炎以青、中年男性为主。多数发病缓慢，以血尿、蛋白尿、高血压、水肿为其基本临床表现。一般而言，凡有尿检异常（血尿、蛋白尿、管型尿）、水肿及高血压病史均可诊断为慢性肾炎。

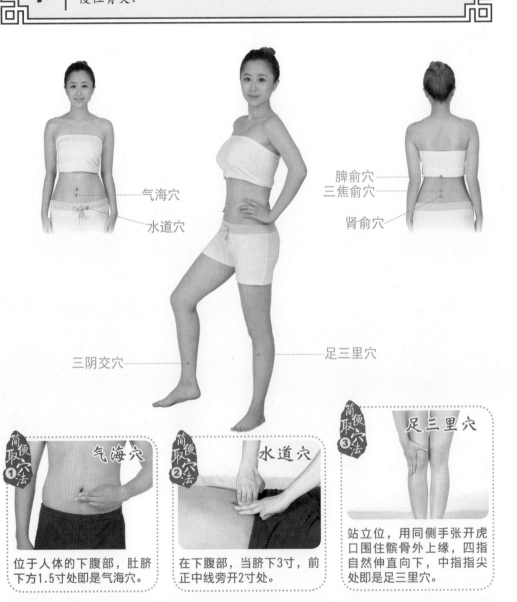

气海穴
水道穴
脾俞穴
三焦俞穴
肾俞穴
三阴交穴
足三里穴

简便取穴法 ① 气海穴
位于人体的下腹部，肚脐下方1.5寸处即是气海穴。

简便取穴法 ② 水道穴
在下腹部，当脐下3寸，前正中线旁开2寸处。

简便取穴法 ③ 足三里穴
站立位，用同侧手张开虎口围住髌骨外上缘，四指自然伸直向下，中指指尖处即是足三里穴。

❀ 选穴取穴

脾俞穴、肾俞穴、三焦俞穴、水道穴、足三里穴、三阴交穴、气海穴。

艾灸方法

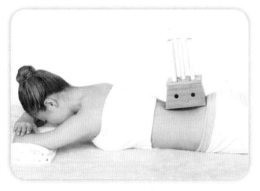

步骤 ① ←

用艾灸盒灸脾俞穴、肾俞穴、三焦俞穴，每穴15分钟。

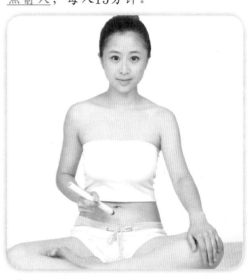

步骤 ② →

温和灸气海穴，每次15分钟。

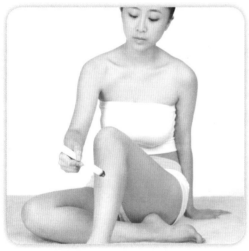

步骤 ③ ←

温和灸足三里穴，每次20分钟。

步骤 ④ →

温和灸三阴交穴，每次15分钟。

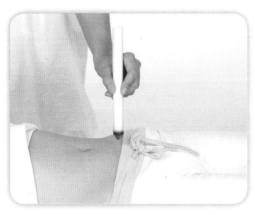

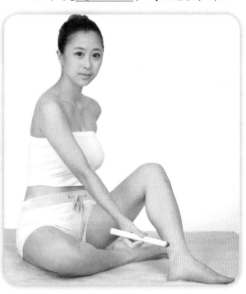

步骤 ⑤ ←

温和灸水道穴，每次20分钟。

第十七节 | 耳 鸣

耳鸣是指患者自觉耳内鸣响，如闻蝉声、潮声，或嗡嗡声，妨碍听觉。本病多因心气不足、气滞血瘀、肾精亏虚等致耳脉闭塞，经气无以充养耳窍所致；或因肝胆风火上逆，致少阳经气闭阻；或因震伤等外界因素引起。

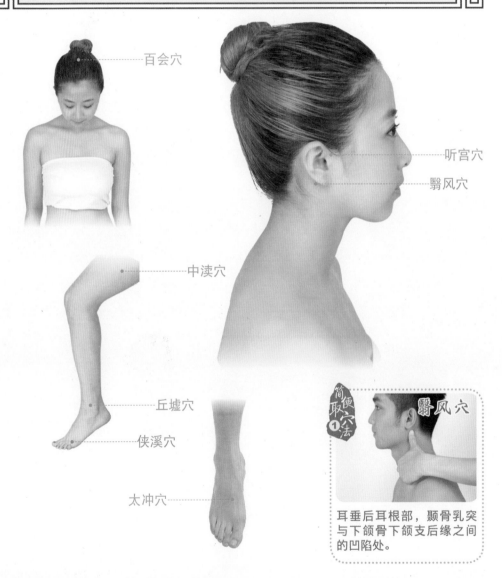

百会穴

听宫穴

翳风穴

中渎穴

丘墟穴

侠溪穴

太冲穴

简便取穴法 ❶ 翳风穴

耳垂后耳根部，颞骨乳突与下颌骨下颌支后缘之间的凹陷处。

❁ 选穴取穴

太冲穴、侠溪穴、丘墟穴、听宫穴、翳风穴、百会穴、中渎穴。

艾灸方法

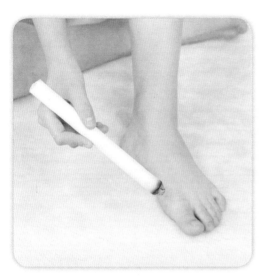

步骤 ① ←

　　温和灸<u>太冲穴</u>，每次灸5～10分钟，每日1次。

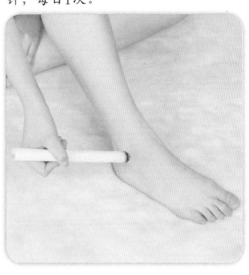

步骤 ② →

　　温和灸<u>丘墟穴</u>，每次灸5～10分钟，每日1次。

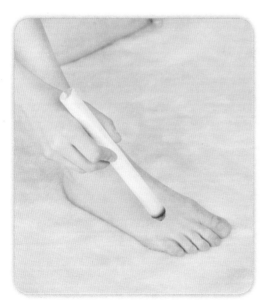

步骤 ③ ←

　　温和灸<u>侠溪穴</u>，每次灸5～10分钟，每日1次。

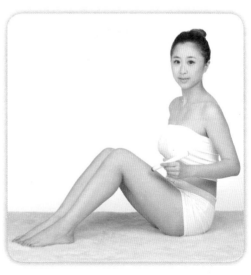

步骤 ④ →

　　温和灸<u>中渎穴</u>，每次灸5～10分钟，每日1次。

艾灸方法

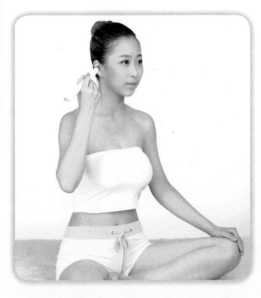

步骤 5 ←

温和灸听宫穴，每次灸5～10分钟，每日1次。

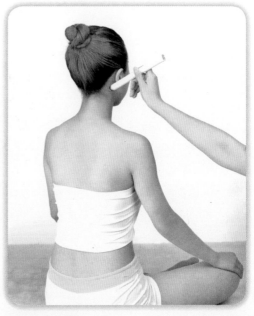

步骤 6 →

温和灸翳风穴，每次灸5～10分钟，每日1次。

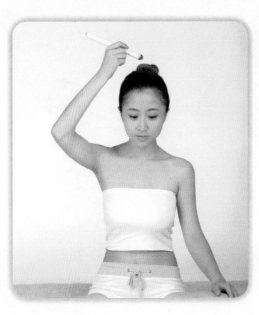

步骤 7 ←

温和灸百会穴，每次灸5～10分钟，每日1次。

温馨提示

耳鸣的朋友应注意平时调养，当出现耳鸣症状时，可用自我按摩法，先以两手掌心紧按外耳道口，同时以四指反复敲击枕部或乳突部，继而手掌起伏，使外耳道口有规律的开合，坚持每天早晚各做数分钟。

第十八节

耳 聋

耳聋是指听力减退或完全听不见，是听觉异常的症状。因肾精亏虚、髓海不足，以致耳脉失养；或因肝胆风火上逆，以致少阳经气闭阻；或因震伤等外界损伤所引起。

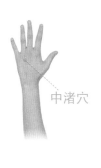

中渚穴

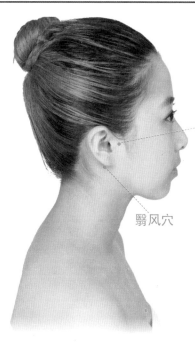

听宫穴

翳风穴

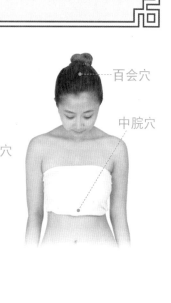

百会穴

中脘穴

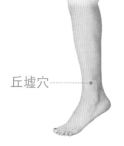

丘墟穴

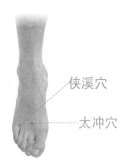

侠溪穴

太冲穴

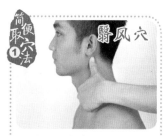

简便取穴法 ❶

翳风穴

耳垂后耳根部，颞骨乳突与下颌骨下颌支后缘之间的凹陷处。

❋ 选穴取穴

太冲穴、侠溪穴、丘墟穴、中渚穴、听宫穴、翳风穴、中脘穴、百会穴。

艾灸方法

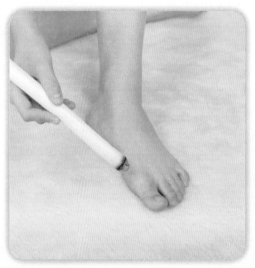

步骤 1 ←

温和灸<u>太冲穴</u>，每次灸5～10分钟，每日1次。

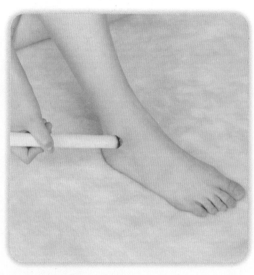

步骤 2 →

温和灸<u>丘墟穴</u>，每次灸5～10分钟，每日1次。

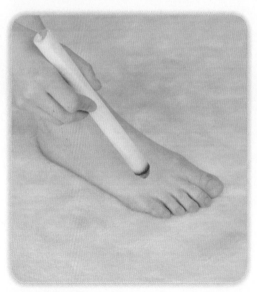

步骤 3 ←

温和灸<u>侠溪穴</u>，每次灸5～10分钟，每日1次。

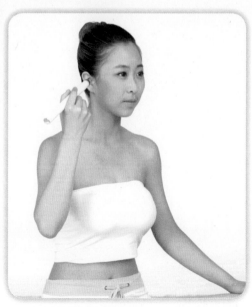

步骤 4 →

温和灸<u>听宫穴</u>，每次灸5～10分钟，每日1次。

艾灸方法

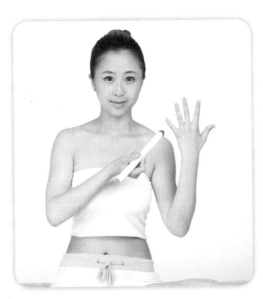

步骤⑤ ←

　　温和灸<u>中渚穴</u>，每次灸5～10分钟，每日1次。

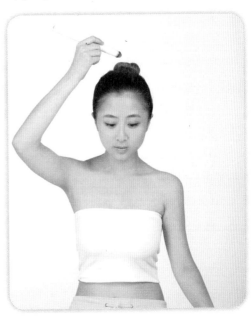

步骤⑥ →

　　温和灸<u>百会穴</u>，每次灸5～10分钟，每日1次。

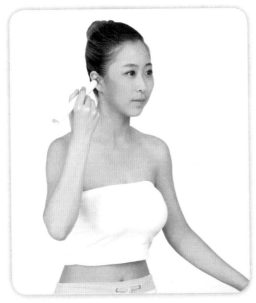

步骤⑦ ←

　　温和灸<u>翳风穴</u>，每次灸5～10分钟，每日1次。

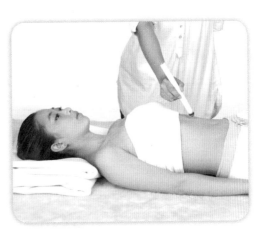

步骤⑧ →

　　温和灸<u>中脘穴</u>，每次灸5～10分钟，每日1次。

第十九节 类风湿性关节炎

类风湿性关节炎是一种以关节滑膜炎为特征的慢性全身性自身免疫性疾病。滑膜炎持久反复发作，可导致关节内软骨和骨的破坏，关节功能障碍，甚至残废。类风湿性关节炎的主要表现为关节僵硬、多个关节红肿热痛及活动障碍。

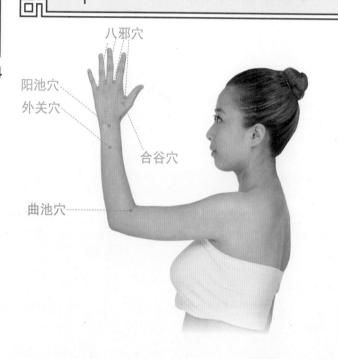

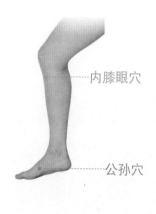

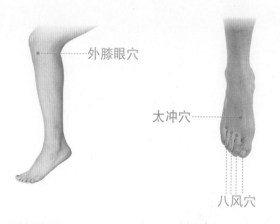

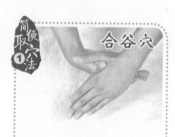

简便取穴法 ❶

合谷穴

拇指、示指分开，露出虎口，另一手的拇指关节横纹压在虎口上，拇指关节向前弯曲压在对侧的拇指、示指指蹼上，拇指尖所指处即是合谷穴。

✿ 选穴取穴

掌关节取合谷穴、八邪穴；跖趾关节取太冲穴、八风穴、公孙穴；膝关节取内膝眼穴、外膝眼穴、阿是穴；腕关节取阳池穴；肘关节取曲池穴、外关穴。

艾灸方法

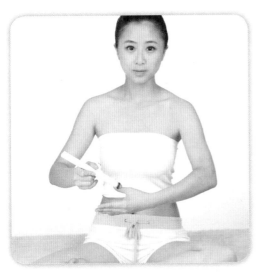

步骤 ① ←

温和灸合谷穴，每日艾灸1～2次，每次20～30分钟。

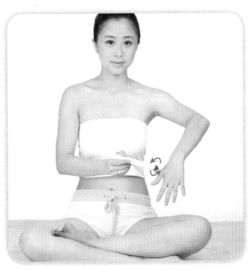

步骤 ② →

回旋灸八邪穴，每日艾灸1～2次，每次20～30分钟。

步骤 ③ ←

回旋灸太冲穴、八风穴、公孙穴，每日艾灸1～2次，每穴每次20～30分钟。

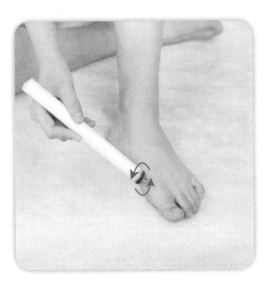

步骤 ④ →

回旋灸阳池穴，每日艾灸1～2次，每次20～30分钟。

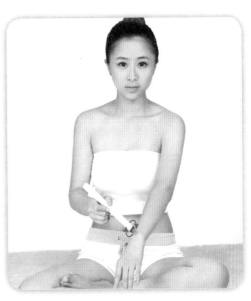

艾灸方法

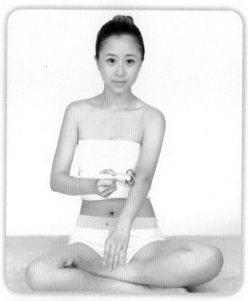

步骤 5 ←

　　回旋灸<u>内膝眼穴</u>，每日艾灸1～2次，每次20～30分钟。

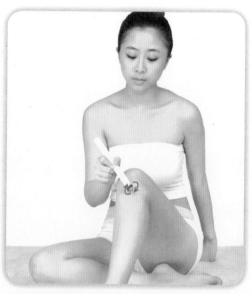

步骤 6 →

　　回旋灸<u>外膝眼穴</u>，每日艾灸1～2次，每次20～30分钟。

步骤 7 ←

　　回旋灸<u>曲池穴</u>，每日艾灸1～2次，每次20～30分钟。

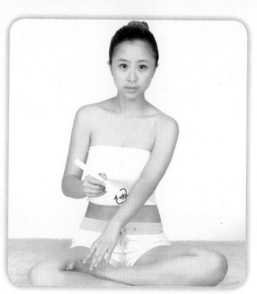

步骤 8 →

　　回旋灸<u>外关穴</u>，每日艾灸1～2次，每次20～30分钟。

第五章

女性常见病的艾灸疗法

第一节 月经不调

月经不调是指月经的周期、经期、经量异常的一类疾病，也叫月经失调。月经不调包括月经先期、月经后期、月经先后无定期、经期延长、月经量过多、月经量过少等。许多全身性疾病如血液病、高血压、肝病、内分泌失调、流产、宫外孕、葡萄胎、生殖道感染、肿瘤等疾病均可引起月经不调。

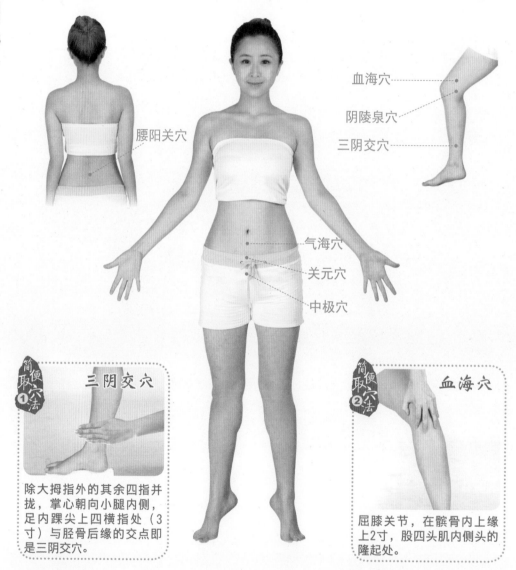

腰阳关穴

血海穴

阴陵泉穴

三阴交穴

气海穴

关元穴

中极穴

简便取穴法①

三阴交穴

除大拇指外的其余四指并拢，掌心朝向小腿内侧，足内踝尖上四横指处（3寸）与胫骨后缘的交点即是三阴交穴。

简便取穴法②

血海穴

屈膝关节，在髌骨内上缘上2寸，股四头肌内侧头的隆起处。

❀ 选穴取穴

关元穴、血海穴、阴陵泉穴、三阴交穴、中极穴、气海穴、腰阳关穴。

艾灸方法

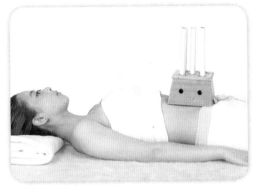

步骤 ① ←

艾灸盒灸<u>关元穴、中极穴、气海穴</u>，每穴每次灸10分钟，每日灸1次。

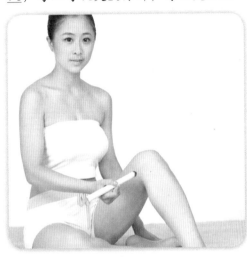

步骤 ② →

温和灸<u>血海穴、阴陵泉穴</u>，每次灸10分钟，每日灸1次。

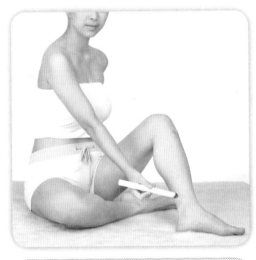

步骤 ③ ←

温和灸<u>三阴交穴</u>，每次灸10分钟，每日灸1次。

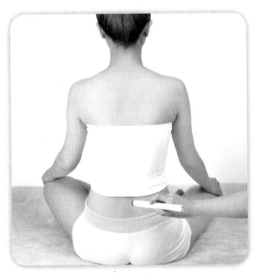

温馨提示

女性在月经期间要防寒避湿，避免淋雨、涉水、喝冷饮等，尤其注意下半身保暖，防止受凉。月经期间应避免游泳等水上活动，在平时的水上活动之后，应迅速擦干身体上的水，立即穿衣，防止身体受风着凉。注意勤洗勤换内衣、内裤，换洗之后的内裤要放在阳光下晒干。

步骤 ④ ↑

温和灸<u>腰阳关穴</u>，每次灸10分钟，每日灸1次。

痛 经

第二节

痛经是指在经期或经行前后，出现周期性小腹疼痛或痛引腰骶，甚则剧痛晕厥为主要临床表现的疾病，又称"经行腹痛"，以青年女性较为多见。痛经分为原发性和继发性两种，原发性痛经指生殖器官无明显异常者；继发性痛经多由生殖器官的某些器质性病变，如盆腔子宫内膜异位症、子宫腺肌病、慢性盆腔炎、子宫肌瘤等疾病引起。

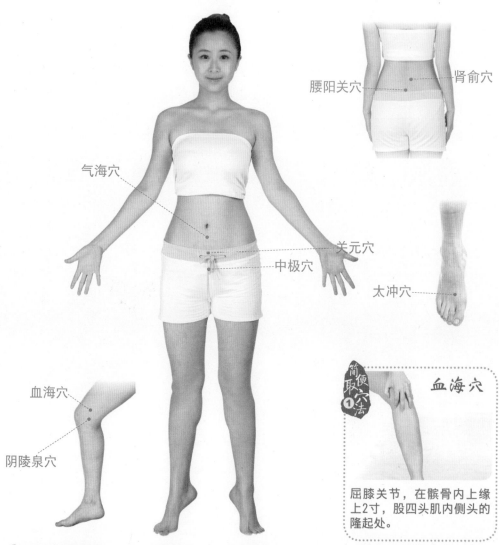

腰阳关穴　　肾俞穴

气海穴

关元穴

中极穴

太冲穴

血海穴

血海穴

阴陵泉穴

屈膝关节，在髌骨内上缘上2寸，股四头肌内侧头的隆起处。

❀ 选穴取穴

中极穴、阴陵泉穴、气海穴、关元穴、肾俞穴、腰阳关穴、血海穴、太冲穴。

艾灸方法

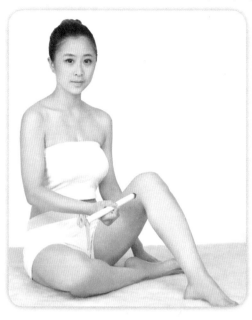

步骤 ① ←

温和灸<u>阴陵泉穴、血海穴</u>，每次灸10～15分钟，每日灸1次。

步骤 ② →

艾灸盒灸<u>中极穴、气海穴、关元穴</u>，每次灸10～15分钟，每日灸1次。

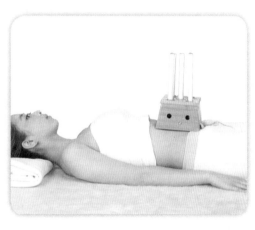

步骤 ③ ←

艾灸盒灸<u>肾俞穴、腰阳关穴</u>，每穴每次灸10～15分钟，每日灸1次。

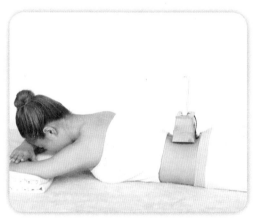

步骤 ④ →

温和灸<u>太冲穴</u>，每次灸10～15分钟，每日灸1次。

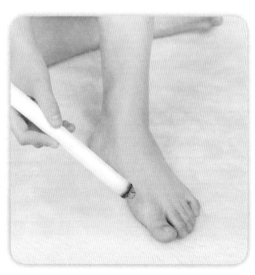

功能性子宫出血

功能性子宫出血表现为非正常月经期经血暴下不止或淋漓不尽。中医认为是女性冲任损伤，不能制约经血所致。现代医学认为本病是由于内分泌功能失调所引起。环境改变，精神影响，过度疲劳等因素均可诱发本病。

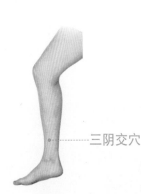

三阴交穴

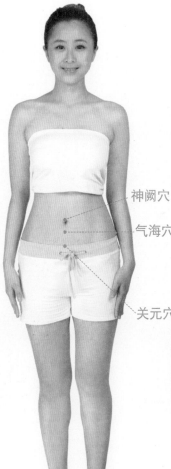

神阙穴

气海穴

关元穴

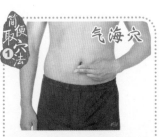

气海穴

简便取穴法①

位于人体的下腹部，肚脐下方1.5寸处即是气海穴。

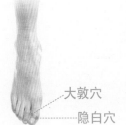

大敦穴

隐白穴

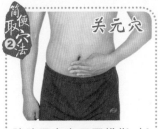

关元穴

简便取穴法②

肚脐正中直下四横指（3寸）处即是关元穴。

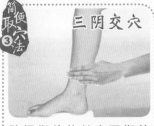

三阴交穴

简便取穴法③

除拇指外的其余四指并拢，掌心朝向小腿内侧，足内踝尖上四横指处（3寸）与胫骨后缘的交点即是三阴交穴。

✿ 选穴取穴

神阙穴、隐白穴、关元穴、气海穴、大敦穴、三阴交穴。

艾灸方法

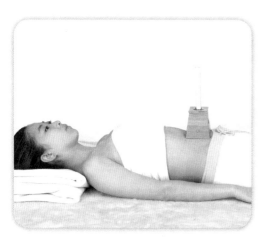

步骤 ① ←

用艾灸盒灸<u>神阙穴</u>，每穴20分钟，每日1次，3日为1个疗程。

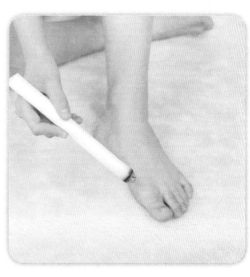

步骤 ② →

温和灸<u>大敦穴、隐白穴</u>，每穴20分钟，每日1次，3日为1个疗程。

步骤 ③ ←

温和灸<u>关元穴、气海穴</u>，每穴20分钟，每日1次，3日为1个疗程。

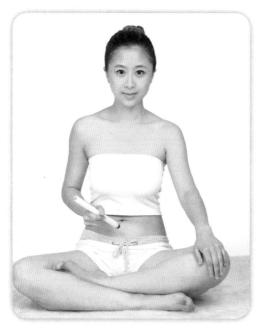

步骤 ④ →

温和灸<u>三阴交穴</u>，每穴20分钟，每日1次，3日为1个疗程。

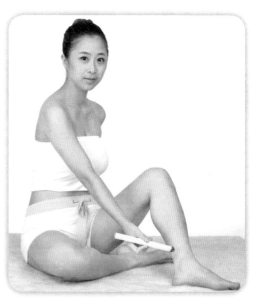

闭 经

第四节

闭经是指从未有过月经或月经周期已建立后又停止的现象。闭经并不是一种独立存在的疾病，可由全身或局部性的病理改变引起。闭经分为原发性闭经、继发性闭经和生理性闭经。年满16周岁但月经尚未来潮的女性称为原发性闭经。在正常的行经年龄范围内既往曾有过正常月经，但已停经六个月以上的女性称为继发性闭经。女性在妊娠期、哺乳期、绝经期后，以及少女初潮后1年之内月经停闭的称为生理性闭经。

124

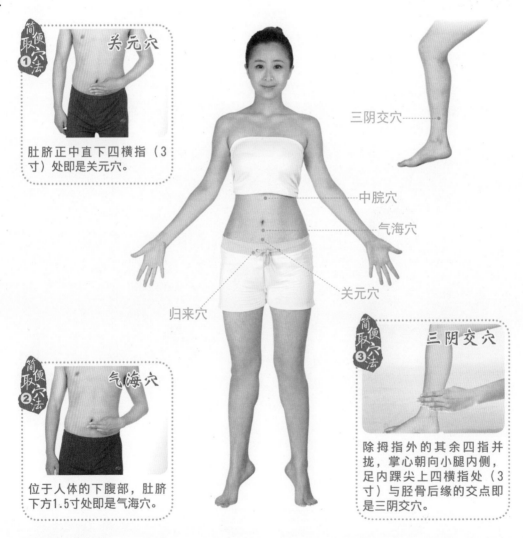

简便取穴法 1 关元穴

肚脐正中直下四横指（3寸）处即是关元穴。

三阴交穴

中脘穴

气海穴

关元穴

归来穴

简便取穴法 2 气海穴

位于人体的下腹部，肚脐下方1.5寸处即是气海穴。

简便取穴法 3 三阴交穴

除拇指外的其余四指并拢，掌心朝向小腿内侧，足内踝尖上四横指处（3寸）与胫骨后缘的交点即是三阴交穴。

❀ 选穴取穴

归来穴、关元穴、中脘穴、气海穴、三阴交穴。

艾灸方法

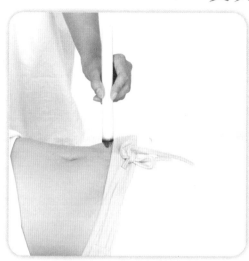

步骤 ① ←

温和灸<u>归来穴</u>，每穴灸5～7分钟，至局部红热温润为度，隔日1次，10次为1个疗程。

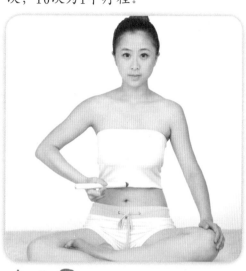

步骤 ② →

温和灸<u>中脘穴</u>，每次灸10分钟，每日灸1次。

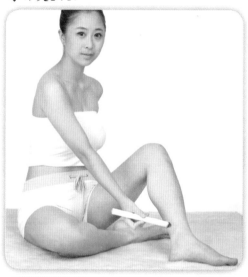

步骤 ③ ←

温和灸<u>三阴交穴</u>，每次灸10分钟，每日灸1次。

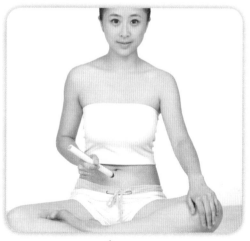

温馨提示

生活中需要加强锻炼，增强体质，保持心情舒畅，避免过度紧张，减少精神刺激，注意蛋白质等的摄入，避免过度节食或减肥，以致营养不良引发本病，注意经期卫生。

步骤 ④ ↑

温和灸<u>关元穴、气海穴</u>，每穴灸5～7分钟，至局部红热温润为度，隔日1次，10次为1个疗程。

崩 漏

第五节

崩漏是女性月经病中比较严重的症状之一。崩是形容月经量多，来势猛；漏是形容月经淋漓不断，来势缓慢。年老体弱者的崩漏多由脾肾亏虚引起，并伴有精神萎靡不振、四肢发冷、头昏眼花、气喘汗出、经色淡红质清稀、小便清长等症状。体质健康者的崩漏多由血中热邪逼迫经血下冲而造成，但有口渴、心烦、小便色深、大便干结、头痛易怒、经色鲜红质稠厚等现象。自我治疗时，注意虚则补之，热者清之。

126

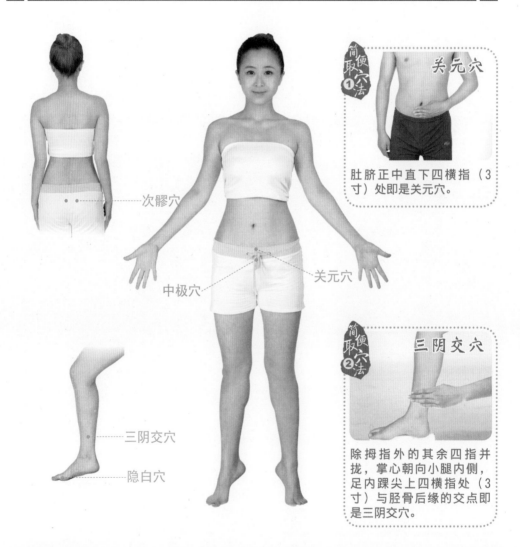

简便取穴法 ① 关元穴

肚脐正中直下四横指（3寸）处即是关元穴。

次髎穴

中极穴

关元穴

三阴交穴

隐白穴

简便取穴法 ② 三阴交穴

除拇指外的其余四指并拢，掌心朝向小腿内侧，足内踝尖上四横指处（3寸）与胫骨后缘的交点即是三阴交穴。

❀ 选穴取穴

隐白穴、三阴交穴、中极穴、次髎穴、关元穴。

艾灸方法

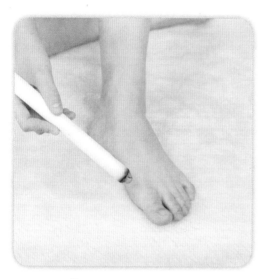

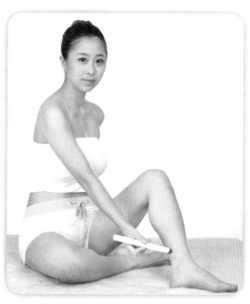

步骤 ① ←

温和灸<u>隐白穴</u>，每次灸15～20分钟，每日1次。

步骤 ② →

温和灸<u>三阴交穴</u>，每次灸15～20分钟，每日1次。

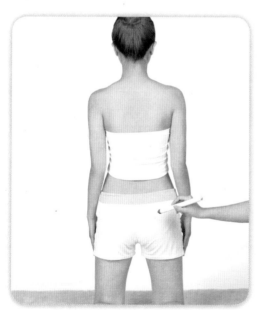

步骤 ③ ←

温和灸<u>次髎穴</u>，每次灸15～20分钟，每日1次。

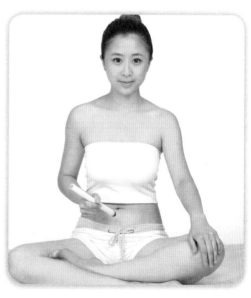

步骤 ④ →

温和灸<u>中极穴、关元穴</u>，每穴灸15～20分钟，每日1次。

第六节

带下病

带下病是指女性白带量明显增多，色、质、气味异常的一种病症。阴道连绵不断流出气味臭秽的混浊脓液是带下病的特征，又称"带证"、"下白物"。带下病多由阴道炎、宫颈炎、盆腔炎、内分泌失调、子宫肿瘤等疾病引起。

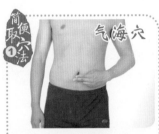

气海穴

位于人体的下腹部，肚脐下方1.5寸处即是气海穴。

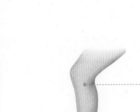

阴陵泉穴

三阴交穴

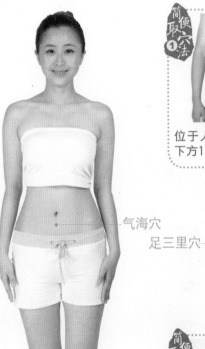

气海穴

足三里穴

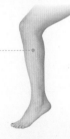

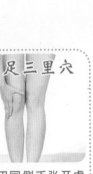

足三里穴

站立位，用同侧手张开虎口围住髌骨外上缘，四指自然伸直向下，中指指尖处即是足三里穴。

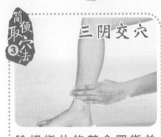

三阴交穴

除拇指外的其余四指并拢，掌心朝向小腿内侧，足内踝尖上四横指处（3寸）与胫骨后缘的交点即是三阴交穴。

❀ 选穴取穴

三阴交穴、足三里穴、气海穴、阴陵泉穴。

艾灸方法

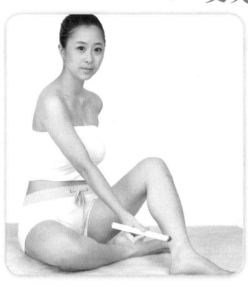

步骤 ① ←

温和灸三阴交穴，每次灸10～15分钟，每日灸1次，10次为1个疗程。

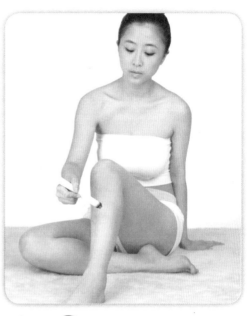

步骤 ② →

温和灸足三里穴，每次灸10～15分钟，每日灸1次，10次为1个疗程。

步骤 ③ ←

温和灸气海穴，每次灸10～15分钟，每日灸1次，10次为1个疗程。

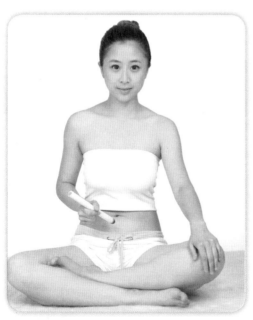

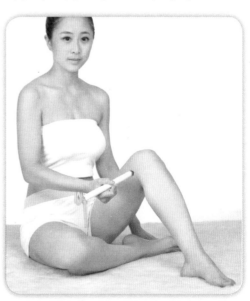

步骤 ④ →

温和灸阴陵泉穴，每次灸10～15分钟，每日灸1次，10次为1个疗程。

第七节 盆腔炎

盆腔炎一般分为急性、慢性两种。产后、流产后、宫腔内手术操作后感染，经期卫生不洁，邻近器官的炎症蔓延等可引发急性盆腔炎。慢性盆腔炎临床上较多见，急性盆腔炎治疗不彻底，炎症变化而逐渐形成慢性病灶。

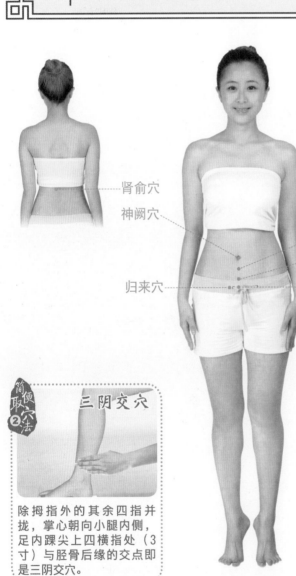

肾俞穴
神阙穴
气海穴
关元穴
归来穴
中极穴
阴陵泉穴
三阴交穴

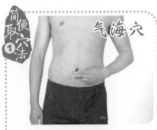

气海穴

简便取穴法 1

位于人体的下腹部，肚脐下方1.5寸处即是气海穴。

三阴交穴

简便取穴法 2

除拇指外的其余四指并拢，掌心朝向小腿内侧，足内踝尖上四横指处（3寸）与胫骨后缘的交点即是三阴交穴。

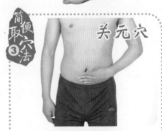

关元穴

简便取穴法 3

肚脐正中直下四横指（3寸）处即是关元穴。

❀ 选穴取穴

神阙穴、归来穴、中极穴、气海穴、关元穴、三阴交穴、阴陵泉穴、肾俞穴。

艾灸方法

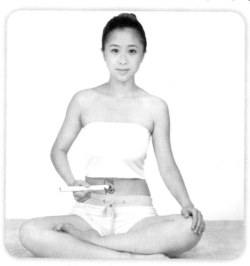

步骤 1 ←

回旋灸<u>神阙穴</u>，每次15分钟，以局部皮肤灼热红润为度。

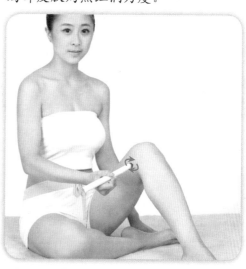

步骤 2 →

回旋灸<u>阴陵泉穴</u>，每次15分钟，以局部皮肤灼热红润为度。

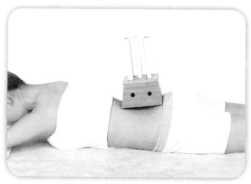

步骤 3 ←

用艾灸盒灸<u>肾俞穴</u>，每次15分钟。

步骤 4 →

回旋灸<u>三阴交穴</u>，每次15分钟，以局部皮肤灼热红润为度。

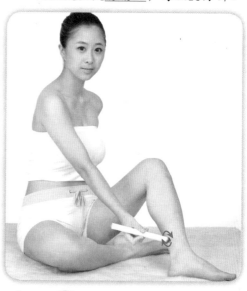

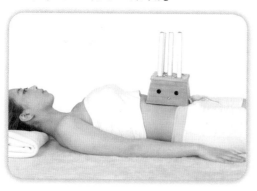

步骤 5 ←

用艾灸盒灸<u>归来穴、中极穴、气海穴、关元穴</u>，每次15分钟，以局部皮肤灼热红润为度。

第八节

附件炎

附件炎是常见妇科疾病之一，实际是指输卵管卵巢炎，是由致病微生物侵入女性生殖器官引起的输卵管、卵巢感染的疾病。输卵管发生炎症后，其黏膜或浆膜层会发生粘连，造成管腔闭塞不通。由于女性的输卵管与卵巢邻近，输卵管一旦出现炎症，卵巢也会发生炎症。炎症常发生于双侧，病情恶化时易导致女性不孕。

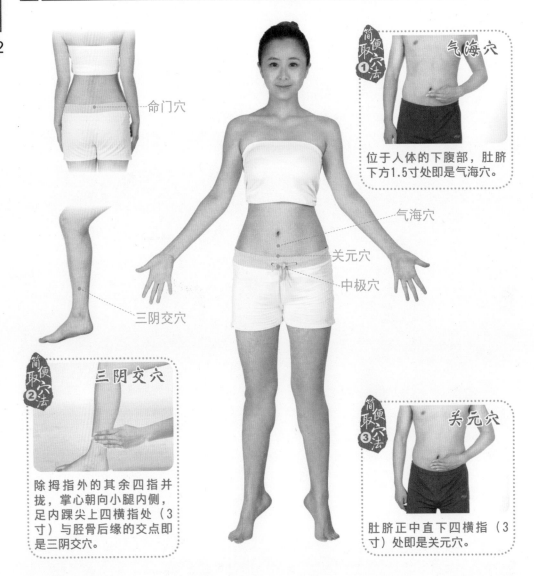

命门穴

气海穴

简便取穴法 ① 气海穴

位于人体的下腹部，肚脐下方1.5寸处即是气海穴。

气海穴

关元穴

中极穴

三阴交穴

简便取穴法 ② 三阴交穴

除拇指外的其余四指并拢，掌心朝向小腿内侧，足内踝尖上四横指处（3寸）与胫骨后缘的交点即是三阴交穴。

简便取穴法 ③ 关元穴

肚脐正中直下四横指（3寸）处即是关元穴。

❋ 选穴取穴

中极穴、关元穴、三阴交穴、气海穴、阿是穴、命门穴。

艾灸方法

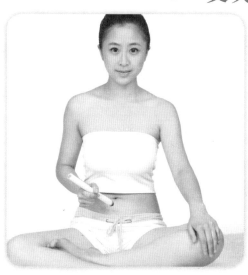

步骤 ① ←

温和灸<u>中极穴</u>、<u>关元穴</u>、<u>气海穴</u>，每穴20分钟，每日灸2～3次。

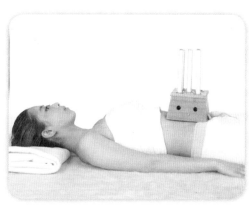

步骤 ② →

用艾灸盒灸腹部，每次10分钟。

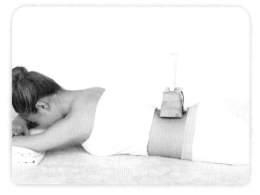

步骤 ③ ←

用艾灸盒灸<u>命门穴</u>，每次10分钟。

温馨提示

对于女性来说，久坐可引起盆腔静脉回流受阻、瘀血过多，严重时会导致附件炎等妇科疾病。对于已患有附件炎的女性来说，在上班的过程中，要经常起身走动，适当做一些简单的健身动作，活动筋骨，可以避免久坐给身体带来的不利影响。

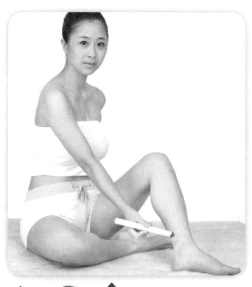

步骤 ④ ↑

温和灸<u>三阴交穴</u>，每次20分钟，每日灸2～3次。

子宫脱垂

第九节

　　一般情况下，女性在站立时，子宫的正常位置位于骨盆中央。女性子宫靠子宫韧带的牵拉作用维持正常的位置。当支撑子宫的组织受损伤或薄弱时，子宫体沿阴道下降，宫颈外口脱出于坐骨棘水平以下，严重时甚至全部从阴道口脱出，称为子宫脱垂。子宫脱垂多发生在产后，又有"产肠不收"、"子肠不收"之称。子宫脱垂为多产及老年女性的常见多发疾病。

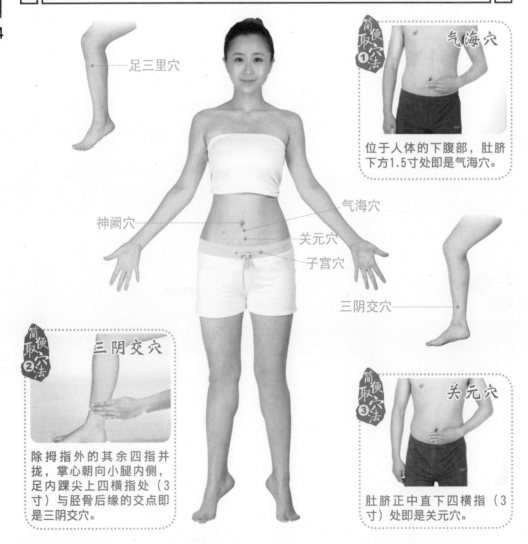

简便取穴法 1
气海穴
位于人体的下腹部，肚脐下方1.5寸处即是气海穴。

足三里穴

神阙穴
气海穴
关元穴
子宫穴
三阴交穴

简便取穴法 2
三阴交穴
除拇指外的其余四指并拢，掌心朝向小腿内侧，足内踝尖上四横指处（3寸）与胫骨后缘的交点即是三阴交穴。

简便取穴法 3
关元穴
肚脐正中直下四横指（3寸）处即是关元穴。

❀ 选穴取穴

　　子宫穴、气海穴、足三里穴、关元穴、三阴交穴、神阙穴。

艾灸方法

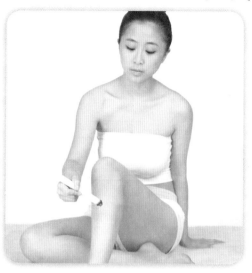

步骤 ① ←

温和灸<u>足三里穴</u>，每次灸15分钟。

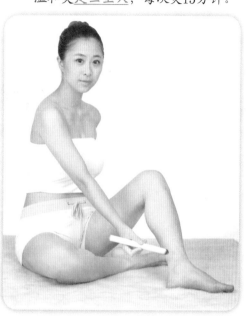

步骤 ② →

温和灸<u>三阴交穴</u>，每次灸15分钟。

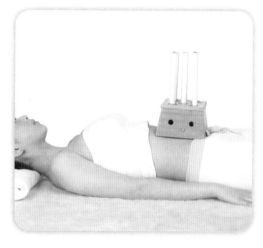

步骤 ③ ←

用艾灸盒灸<u>子宫穴、气海穴、关元穴</u>，每穴灸15分钟。

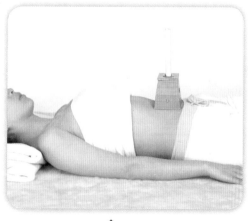

温馨提示

子宫脱垂患者适合多吃富含高蛋白的食物。由于营养物质在汤汁中容易被人体吸收，最好将这类高蛋白食物制成羹汤食用。富含维生素、无机盐及纤维，性味温热的食物，适合子宫脱垂患者食用。

步骤 ④ ↑

用艾灸盒灸<u>神阙穴</u>，每穴灸15分钟。

妊娠呕吐

第十节

妇女受孕后四十天左右，出现头晕、厌食、恶心、呕吐、体倦懈怠、嗜食酸咸等症状，称为妊娠呕吐。西医称为妊娠反应。妊娠呕吐发病的原因主要和精神因素、神经因素、内分泌因素有关。中医认为妊娠呕吐主要由胃失和降、冲脉之气上逆所致。

足三里穴

中脘穴

内关穴

简便取穴法 ① 足三里穴

站立位，用同侧手张开虎口围住髌骨外上缘，四指自然伸直向下，中指指尖处即是足三里穴。

简便取穴法 ② 内关穴

位于人体手前臂掌面，手腕横纹上三横指（2寸）处，与前臂掌侧正中线相交处即为内关穴。

❀ 选穴取穴

中脘穴、足三里穴、内关穴。

艾灸方法

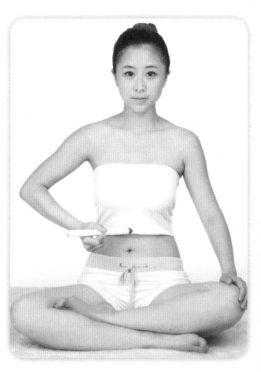

步骤 ❶ ←

艾条温和灸<u>中脘穴</u>，每次灸5~10分钟，每日1次，3日为1个疗程。

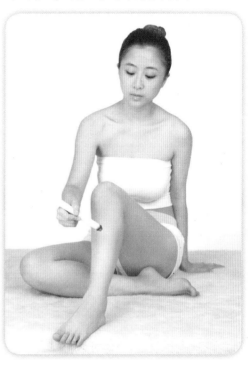

步骤 ❷ →

艾条温和灸<u>足三里穴</u>，每次灸5~10分钟，每日1次，3日为1个疗程。

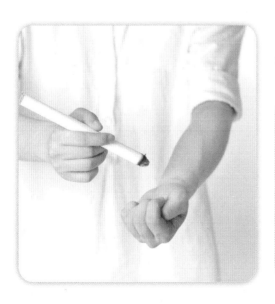

步骤 ❸ ←

艾条温和灸<u>内关穴</u>，每次灸5~10分钟，每日1次，3日为1个疗程。

温馨提示

妊娠呕吐严重者，出现食者难咽、食下即吐的现象时，可导致脱水、酸中毒等，应及时去医院就诊处理。若出现发热、脉搏加快、小便黄、皮肤黄、呕吐苦水者，应立即去医院做有关肝胆方面的检查。

第十一节 产后缺乳

产后缺乳是指产妇产后乳汁甚少或完全无乳，又称为"乳汁不足"。引起缺乳的原因有营养不良或精神恐惧或抑郁；或婴儿哺乳不当，哺乳次数太少或乳汁不能排空等；或由于乳腺发育不良、胎盘功能不全等多种因素引起。

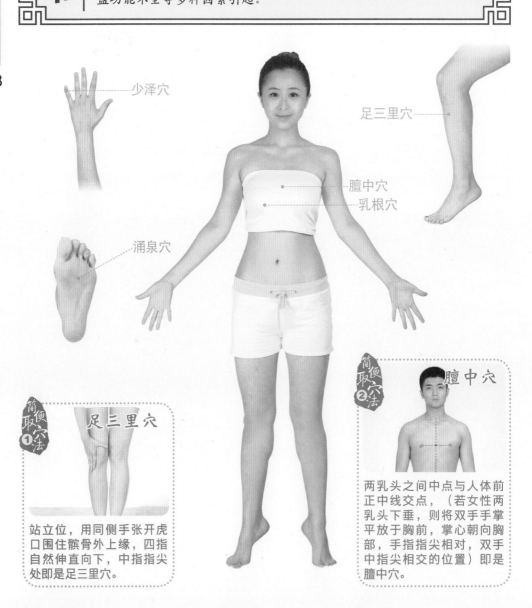

少泽穴

足三里穴

膻中穴

乳根穴

涌泉穴

足三里穴
站立位，用同侧手张开虎口围住髌骨外上缘，四指自然伸直向下，中指指尖处即是足三里穴。

膻中穴
两乳头之间中点与人体前正中线交点，（若女性两乳头下垂，则将双手手掌平放于胸前，掌心朝向胸部，手指指尖相对，双手中指尖相交的位置）即是膻中穴。

❀ 选穴取穴

乳根穴、膻中穴、少泽穴、涌泉穴、足三里穴。

艾灸方法

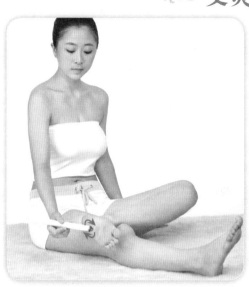

步骤 *1* ←

回旋灸涌泉穴，每次灸20分钟，每日1次。

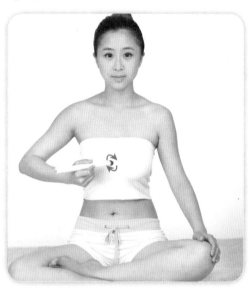

步骤 *2* →

回旋灸乳根穴、膻中穴，每次灸20分钟，每日1次。

步骤 *3* ←

温和灸少泽穴，每次灸20分钟，每日1次。

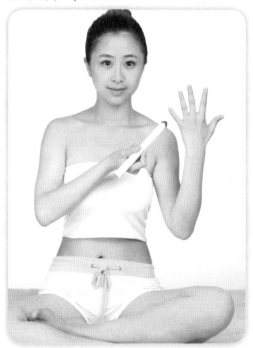

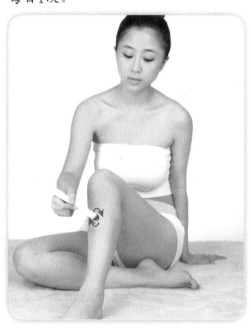

步骤 *4* →

回旋灸足三里穴，每次灸20分钟，每日1次。

产后恶露不尽

产妇分娩后随胎盘附着物处蜕膜脱落的有血液、坏死蜕膜等组织经阴道排出称为产后恶露。一般情况下，产后4～5天恶露呈红色，且量比较多；一个星期后，恶露量逐渐减少，颜色变成褐色；十天以后，颜色变得更淡，慢慢由黄色变为白色，没有特殊气味。恶露一般在产后4～6周消失。产后恶露不尽是指产后满月依然有恶露，且有异常颜色和气味。

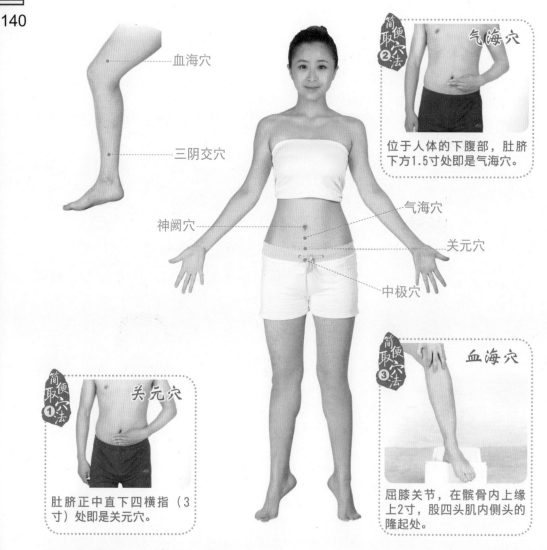

气海穴

位于人体的下腹部，肚脐下方1.5寸处即是气海穴。

血海穴

三阴交穴

神阙穴

气海穴

关元穴

中极穴

关元穴

肚脐正中直下四横指（3寸）处即是关元穴。

血海穴

屈膝关节，在髌骨内上缘上2寸，股四头肌内侧头的隆起处。

❀ 选穴取穴

中极穴、关元穴、气海穴、血海穴、三阴交穴、神阙穴。

艾灸方法

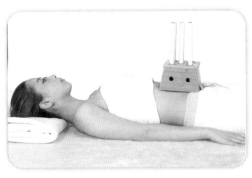

步骤 ① ←

用艾灸盒灸神阙穴、关元穴、气海穴，每穴各灸10～20分钟，每日灸1～2次，7日为1个疗程。

步骤 ② →

温和灸中极穴，每次灸10～20分钟，每日灸1～2次，7日为1个疗程。

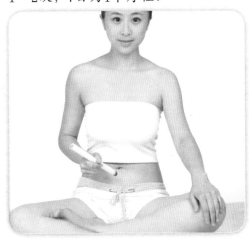

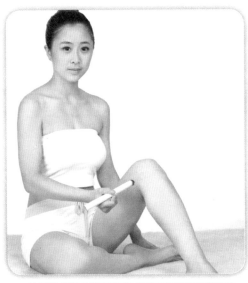

步骤 ③ ←

温和灸血海穴，每次灸10～20分钟，每日灸1～2次，7日为1个疗程。

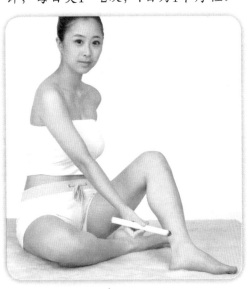

温馨提示

饮食上应忌食不易消化的食物，以免损耗脾胃之气；小米和鸡蛋、红糖一起煮粥食用，可以益气血、暖脾胃、活血脉，适合产后虚弱、口干口渴且恶露不净的新妈妈食用；鲜藕汁可以活血、止血，适量饮用可以改善产后恶露不绝的不良症状。

步骤 ④ ↑

温和灸三阴交穴，每次灸10～20分钟，每日灸1～2次，7日为1个疗程。

乳腺增生

乳腺增生是女性最常见的疾病，其发病率占乳腺疾病发病率的首位。乳腺增生本质上是一种生理增生与复旧不全导致的女性乳腺结构紊乱，多以腺体增生为主。内分泌失调、婚育、膳食不均衡、生存环境改变和遗传因素也是乳腺增生发病的主要原因。近年来，乳腺增生的发病率逐年上升，且明显低龄化。

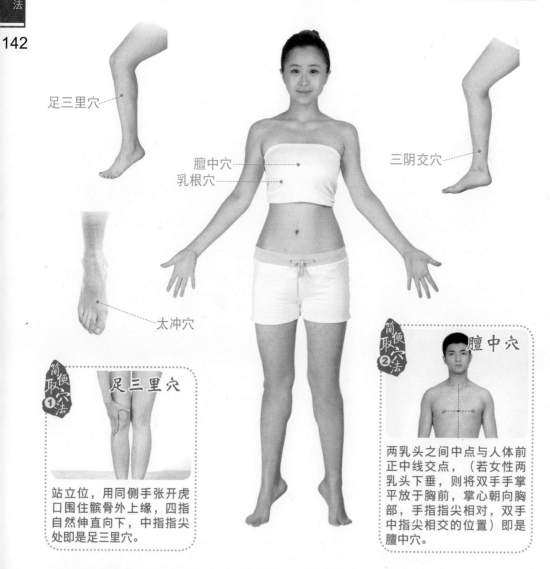

足三里穴

膻中穴

乳根穴

三阴交穴

太冲穴

简便取穴法 1 足三里穴

站立位，用同侧手张开虎口围住髌骨外上缘，四指自然伸直向下，中指指尖处即是足三里穴。

简便取穴法 2 膻中穴

两乳头之间中点与人体前正中线交点，（若女性两乳头下垂，则将双手手掌平放于胸前，掌心朝向胸部，手指指尖相对，双手中指尖相交的位置）即是膻中穴。

❀ 选穴取穴

乳根穴、膻中穴、足三里穴、太冲穴、三阴交穴。

艾灸方法

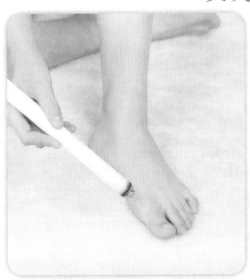

步骤 ① ←

温和灸<u>太冲穴</u>，每次15分钟，10次为1个疗程，连续施灸2个疗程后休息1周，后视病情变化而定。

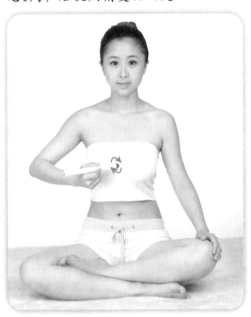

步骤 ② →

回旋灸<u>乳根穴、膻中穴</u>，每次灸10分钟，10次为1个疗程，连续施灸2个疗程后休息1周，后视病情变化而定。

步骤 ③ ←

用艾灸罐灸<u>足三里穴</u>，每次15分钟。

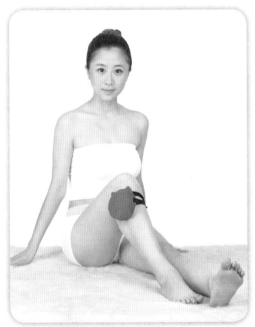

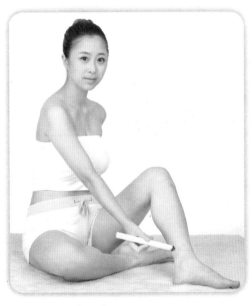

步骤 ④ →

温和灸<u>三阴交穴</u>，每次10分钟。

第十四节 外阴瘙痒

外阴瘙痒是由不同病变或全身性疾病引起的一种症状。主要表现为女性外阴部轻微作痒，或瘙痒无度，或痒痛难忍，有时波及整个外阴及肛门周围，导致患者坐卧不宁，甚至影响患者正常的生活。外阴瘙痒多见于中年妇女，是女性常见疾病之一。

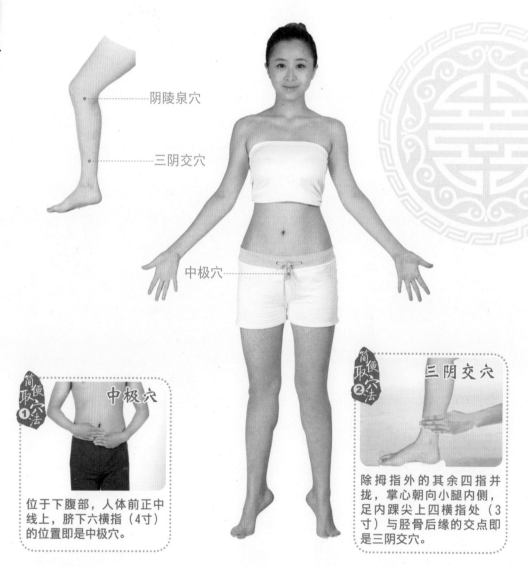

阴陵泉穴

三阴交穴

中极穴

简便取穴法 1 中极穴

位于下腹部，人体前正中线上，脐下六横指（4寸）的位置即是中极穴。

简便取穴法 2 三阴交穴

除拇指外的其余四指并拢，掌心朝向小腿内侧，足内踝尖上四横指处（3寸）与胫骨后缘的交点即是三阴交穴。

❋ 选穴取穴

中极穴、阴陵泉穴、三阴交穴，以及下腹部。

艾灸方法

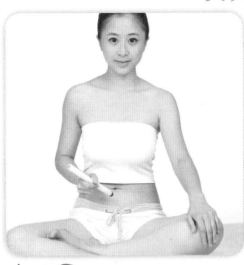

步骤 1 ←

艾条温和灸<u>中极穴</u>，每次灸15～20分钟，每日灸1次，10次为1个疗程。

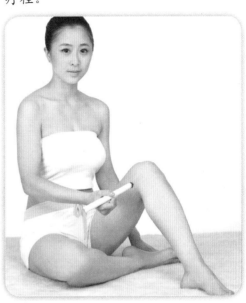

步骤 2 →

艾条温和灸<u>阴陵泉穴</u>，每次灸15～20分钟，每日灸1次，10次为1个疗程。

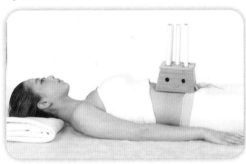

步骤 3 ←

用艾灸盒灸下腹部。

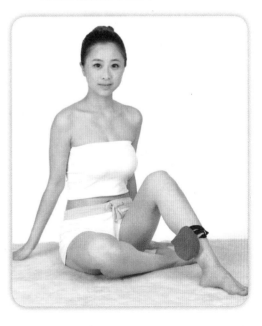

步骤 4 →

艾灸罐灸<u>三阴交穴</u>，每次灸15～20分钟，每日灸1次，10次为1个疗程。

温馨提示

平时要保持外阴干燥、清洁，不要用手搔抓外阴，以防损害皮肤。不要用热水洗烫外阴，忌用肥皂清洁外阴。宜穿宽松棉质内裤。饮食以清淡为主。

第十五节 不孕症

凡婚后夫妇同居三年以上，未避孕而不受孕者，称为"原发性不孕"；若曾经生育或流产后三年以上，未避孕而不再受孕者，称为"继发性不孕"。中医认为女性不孕症的主要病因是肾虚、肝郁、痰湿导致冲任气血失调，致使女性难受孕。

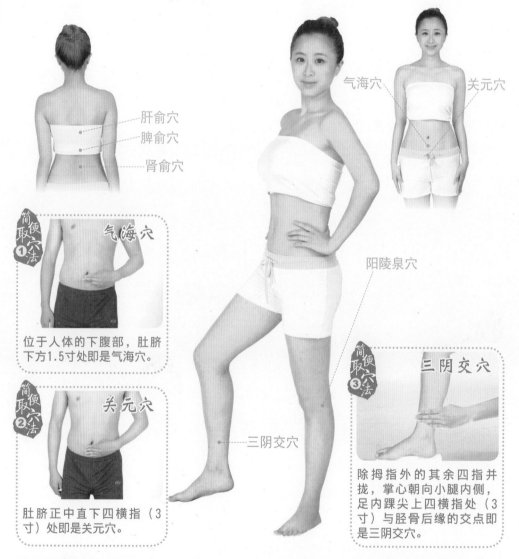

肝俞穴
脾俞穴
肾俞穴

气海穴

关元穴

阳陵泉穴

三阴交穴

简便取穴法 ① 气海穴

位于人体的下腹部，肚脐下方1.5寸处即是气海穴。

简便取穴法 ② 关元穴

肚脐正中直下四横指（3寸）处即是关元穴。

简便取穴法 ③ 三阴交穴

除拇指外的其余四指并拢，掌心朝向小腿内侧，足内踝尖上四横指处（3寸）与胫骨后缘的交点即是三阴交穴。

🌸 选穴取穴

肾俞穴、脾俞穴、肝俞穴、阳陵泉穴、三阴交穴、气海穴、关元穴。

艾灸方法

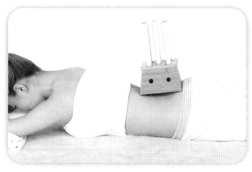

步骤 ① ←

艾灸盒灸肾俞穴，每次灸15～20分钟。

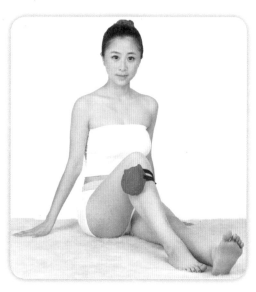

步骤 ② →

艾灸罐灸阳陵泉穴，每次15～20分钟。

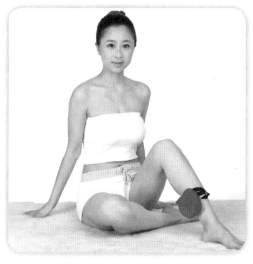

步骤 ③ ←

艾灸罐灸三阴交穴，每次15～20分钟。

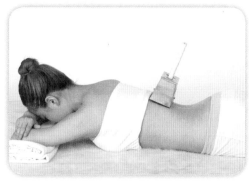

步骤 ④ →

艾灸盒灸肝俞穴、脾俞穴，每穴15～20分钟。

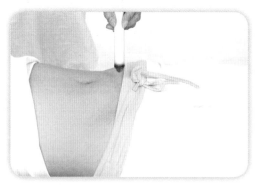

步骤 ⑤ ←

温和灸气海穴、关元穴，每穴15分钟。

更年期综合征

更年期综合征系指由于更年期精神心理、神经内分泌和代谢变化，所引起的各器官系统的症状和体征综合症候群。主要表现为月经紊乱、眩晕、心悸、抑郁、忧愁、失眠。其症状持续时间有短有长，短则数月半载，长可达数年之久。

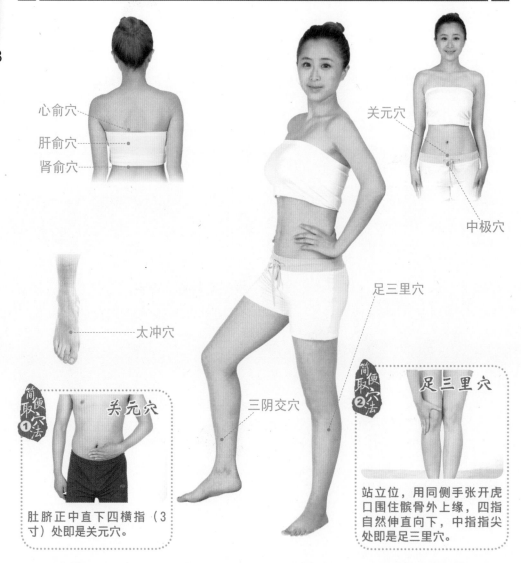

心俞穴

肝俞穴

肾俞穴

关元穴

中极穴

足三里穴

太冲穴

三阴交穴

简便取穴法 ❶ 关元穴
肚脐正中直下四横指（3寸）处即是关元穴。

简便取穴法 ❷ 足三里穴
站立位，用同侧手张开虎口围住髌骨外上缘，四指自然伸直向下，中指指尖处即是足三里穴。

❀ 选穴取穴

关元穴、中极穴、心俞穴、肝俞穴、肾俞穴、足三里穴、三阴交穴、太冲穴。

艾灸方法

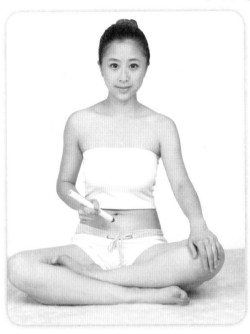

步骤 *1* ←

温和灸<u>关元穴</u>、<u>中极穴</u>，每穴20分钟。

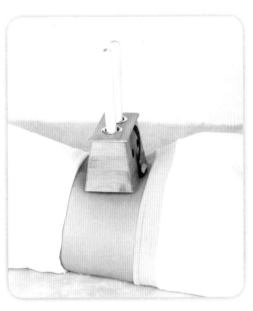

步骤 *2* →

艾灸盒灸<u>肾俞穴</u>，每次20分钟。

步骤 *3* ←

艾灸盒灸<u>肝俞穴</u>，每次20分钟。

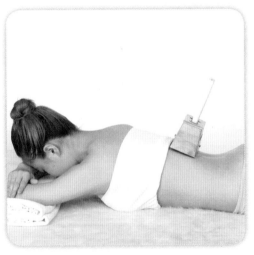

步骤 *4* →

艾灸盒灸<u>心俞穴</u>，每次20分钟。

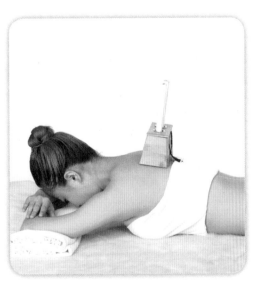

艾灸方法

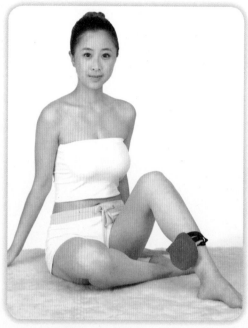

步骤❺ ←

艾灸罐灸<u>三阴交穴</u>，每次20～30分钟。

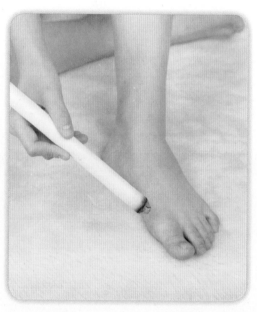

步骤❻ →

温和灸<u>太冲穴</u>，每次20～30分钟。

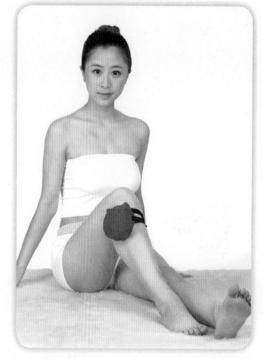

步骤❼ ←

艾灸罐灸<u>足三里穴</u>，每次20～30分钟。

温馨提示

调整心态良好的心态也可以有效预防更年期综合征。处在更年期的人们一定要保持心情的舒畅、稳定情绪、树立信心、建立和睦的家庭和人际关系，拥有良好的心态，疾病自然不会来找麻烦。

第六章

男性常见病的
艾灸疗法

第一节 前列腺炎

前列腺炎是一种泌尿系统疾病，常见于青壮年男性。中医认为本病与肾阴不足、相火旺盛，肾亏于下、封藏失职，肾阴亏耗、服损及阳，饮酒过度、损伤脾胃等有关。临床表现为尿道口常有白色黏液溢出，下腹部、会阴部或阴囊部疼痛，有尿频、尿急、尿痛等症状，可伴有寒战、乏力。

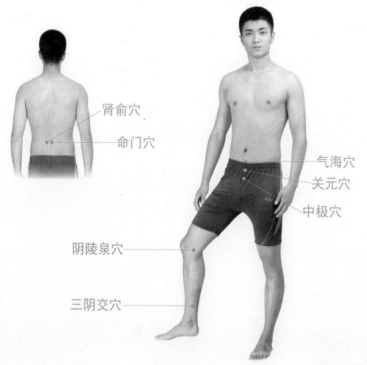

肾俞穴

命门穴

气海穴

关元穴

中极穴

阴陵泉穴

三阴交穴

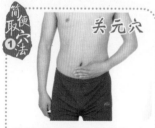

关元穴

肚脐正中直下四横指（3寸）处即是关元穴。

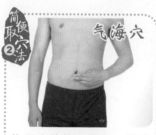

气海穴

位于人体的下腹部，肚脐下方1.5寸处即是气海穴。

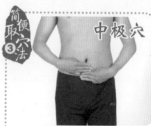

中极穴

位于下腹部，人体前正中线上，脐下6横指（4寸）的位置即是中极穴。

❀ 选穴取穴

命门穴、肾俞穴、阴陵泉穴、气海穴、关元穴、中极穴、三阴交穴。

艾灸方法

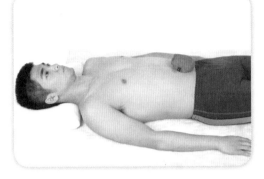

步骤 1 ←

　　艾灸罐灸<u>气海穴</u>，每穴灸20～30分钟，每天1～2次，10天为1个疗程。中间可休息一两天，可连续施灸两三个疗程。

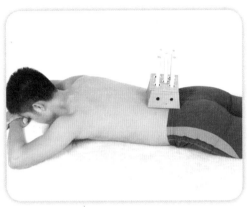

步骤 2 →

　　艾灸盒灸<u>命门穴</u>、<u>肾俞穴</u>，每穴灸20～30分钟，每天1～2次，10天为1个疗程。中间可休息一两天，可连续施灸两三个疗程。

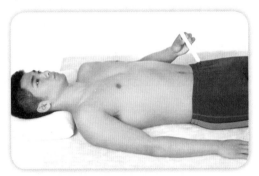

步骤 3 ←

　　温和灸<u>关元穴</u>、<u>中极穴</u>，每次灸20～30分钟，每天1～2次，10天为1个疗程。中间可休息一两天，可连续施灸两三个疗程。

步骤 4 →

　　温和灸<u>三阴交穴</u>、<u>阴陵泉穴</u>，每次灸20～30分钟，每天1～2次，10天为1个疗程。中间可休息一两天，可连续施灸两三个疗程。

温馨提示

　　禁酒、辛辣、咖啡、浓茶等刺激性食品，多喝水，多吃含锌的食物，如南瓜子等，生的南瓜子含丰富的锌，每天吃可以改善多数前列腺问题。

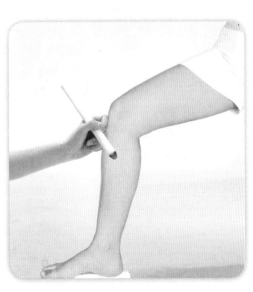

前列腺增生

前列腺增生是老年男性常见的疾病之一，又称前列腺肥大。发病率随年龄增加而逐渐增高。此病多与体内雄激素与雌激素失调、气候冷热交替、劳累或饮酒等因素有关，临床表现为尿频、尿急、排尿困难，尿流变细或淋漓点滴状，排尿后仍有排尿感，也可使前列腺局部和膀胱颈部发生充血、水肿等。

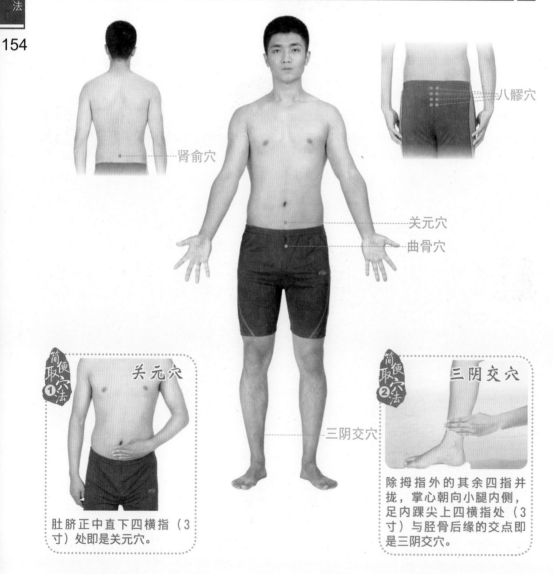

八髎穴

肾俞穴

关元穴

曲骨穴

三阴交穴

关元穴

肚脐正中直下四横指（3寸）处即是关元穴。

三阴交穴

除拇指外的其余四指并拢，掌心朝向小腿内侧，足内踝尖上四横指处（3寸）与胫骨后缘的交点即是三阴交穴。

❋ 选穴取穴

关元穴、曲骨穴、肾俞穴、三阴交穴、八髎穴。

艾灸方法

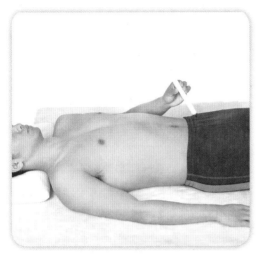

步骤 ① ←

温和灸<u>关元穴</u>、<u>曲骨穴</u>，每穴灸10~15分钟。

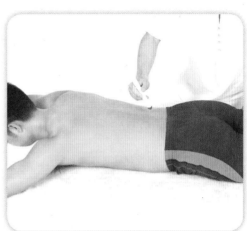

步骤 ② →

温和灸<u>肾俞穴</u>，每次灸10~15分钟。

步骤 ③ ←

温和灸<u>三阴交穴</u>。每次灸10~15分钟。

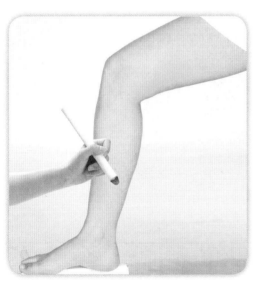

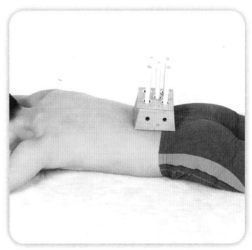

步骤 ④ →

用艾灸盒灸<u>八髎穴</u>，每次10分钟。

男性不育

男性不育症是指处于生育年龄的夫妇有正常的性生活，且未采取避孕，但女性尚未受孕，其原因在于男性无生育能力所致，即称男性不育症。中医认为，男性不育者除了先天发育异常因素外，还可因后天病理改变导致不育。后天病理改变主要是由于房劳过度、病久伤阴、痰湿内生、湿热下注、气血两虚而致不育。可表现为情志忧郁、胸闷胀痛、阳痿不举、性交精液不能射出、腰酸膝软、早泄阳痿、性欲减退、遗精、夜尿多、形寒肢冷等症。

156

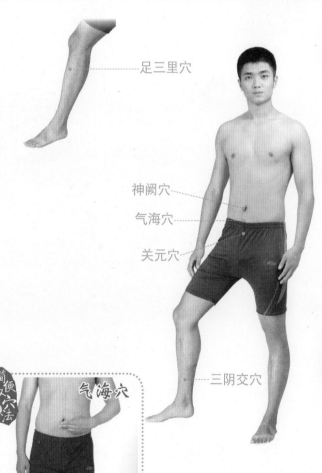

足三里穴

神阙穴

气海穴

关元穴

三阴交穴

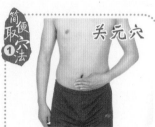

关元穴

肚脐正中直下四横指（3寸）处即是关元穴。

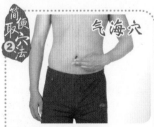

气海穴

位于人体的下腹部，肚脐下方1.5寸处即是气海穴。

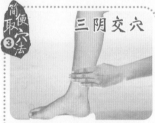

三阴交穴

除拇指外的其余四指并拢，掌心朝向小腿内侧，足内踝尖上四横指处（3寸）与胫骨后缘的交点即是三阴交穴。

❀ 选穴取穴

关元穴、气海穴、三阴交穴、足三里穴、神阙穴。

艾灸方法

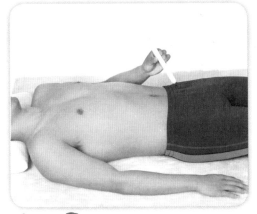

步骤 ① ←

温和灸<u>关元穴</u>、<u>气海穴</u>，每穴10～15分钟。

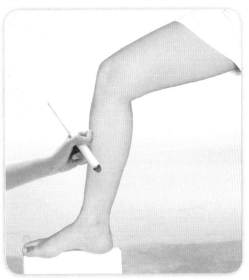

步骤 ② →

温和灸<u>三阴交穴</u>，每次10～15分钟。

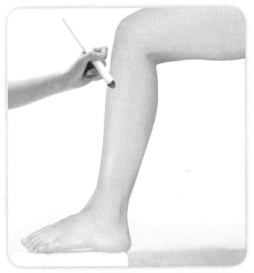

步骤 ③ ←

温和灸<u>足三里穴</u>，每次灸10～15分钟。

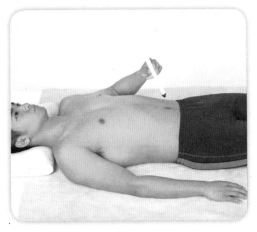

温馨提示

改变不良的生活饮食习惯，戒烟戒酒；不要吃过于油腻的东西，否则会影响性欲；还要注意避免接触生活当中的有毒物品，如：从干洗店拿回来的衣服要放置几天再穿，因为干洗剂会影响男性的性功能；不要长时间骑自行车、泡热水澡、穿牛仔裤等。

步骤 ④ ↑

温和灸<u>神阙穴</u>，每穴10～15分钟。

男性更年期

男性更年期是指男性由壮年向老年过渡的阶段。很多人认为男性没有更年期，但在一段时间内，男性会出现注意力不集中、记忆力减退、自觉体力不支、精子质量下降、阳痿、早泄、头晕、耳鸣、失眠多梦、食欲不振、大便秘结或稀溏、小便短少或清长等症状。这时应当意识到这些症状可能与更年期综合征有关。

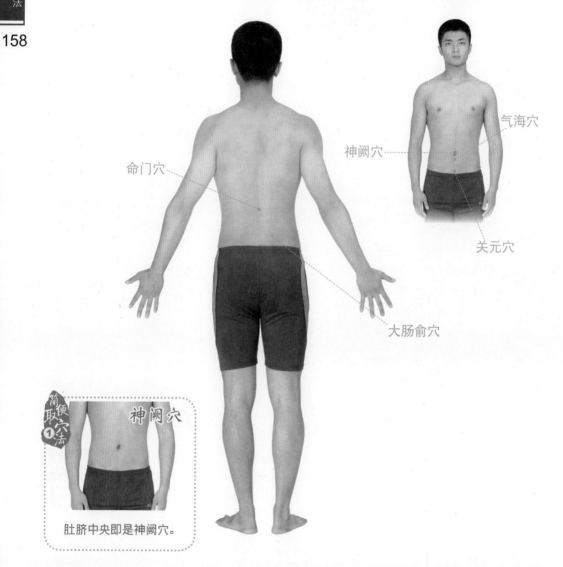

命门穴

神阙穴

气海穴

关元穴

大肠俞穴

简便取穴法 ①

神阙穴

肚脐中央即是神阙穴。

❀ 选穴取穴

命门穴、神阙穴、大肠俞穴、关元穴、气海穴。

艾灸方法

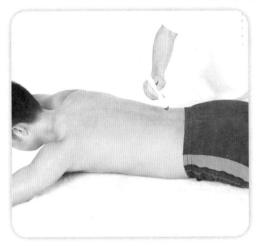

步骤 1 ←

温和灸命门穴，每次10～20分钟，隔日1次，每月灸7～10次。

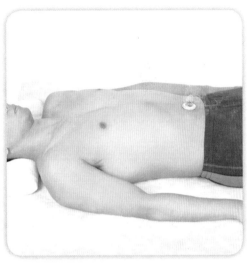

步骤 2 →

隔姜灸神阙穴，每次3～5壮。

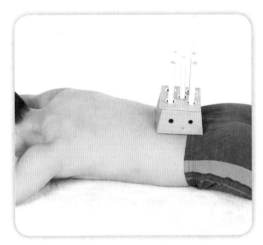

步骤 3 ←

用艾灸盒灸大肠俞穴，每次10～20分钟，隔日1次，每月灸7～10次。

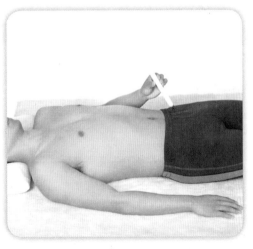

温馨提示

更年期是一个过渡阶段，对于男性而言，同样需要调理养护，以减缓衰老，减轻症状，使自己更容易度过这个阶段。艾灸疗法的作用是养生调护，以防出现较严重的更年期症状。

步骤 4 ↑

温和灸气海穴、关元穴，每次10～20分钟，隔日1次，每月灸7～10次。

第五节

遗　精

遗精是一种男性性功能障碍性疾病，为男性的常见病。主要是指精液不因性交而自行外泄的症状。有梦而遗精者称为梦遗；无梦而遗精者，或者清醒的时候精液自行流出称为滑精等，以上现象均为精液外泄，故统称为遗精。

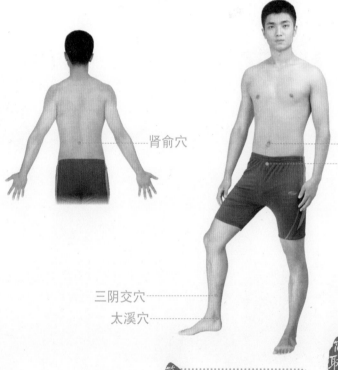

肾俞穴

神阙穴
关元穴

三阴交穴
太溪穴

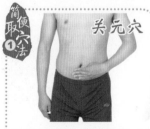

关元穴

肚脐正中直下四横指（3寸）处即是关元穴。

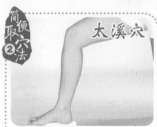

太溪穴

人体足内侧，足部内踝后方和足跟骨筋腱之间的相交处即为太溪穴。

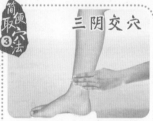

三阴交穴

除拇指外的其余四指并拢，掌心朝向小腿内侧，足内踝尖上四横指处（3寸）与胫骨后缘的交点即是三阴交穴。

❋ 选穴取穴

肾俞穴、三阴交穴、关元穴、太溪穴、神阙穴。

艾灸方法

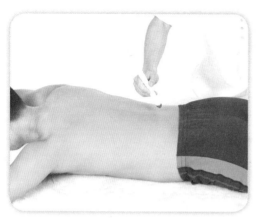

步骤 ① ←

温和灸肾俞穴，每次灸15分钟，每日1次，7次为1个疗程。

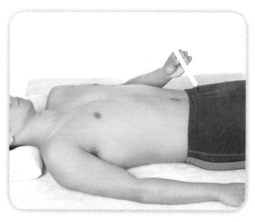

步骤 ② →

温和灸关元穴，每次灸15分钟，每日1次，7次为1个疗程。

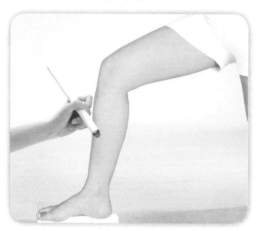

步骤 ③ ←

温和灸三阴交穴、太溪穴，每穴灸15分钟，每日1次，7次为1个疗程。

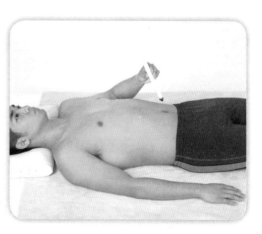

温馨提示

平时养成有规律的生活，晚上不要过多饮水；不宜穿过紧的内衣裤，被褥厚薄适宜。少食酒、茶、咖啡、葱蒜等辛辣刺激性食品。遗精时不要中途忍精，不要用手捏住阴茎不使精液流出，以免败精潴留精宫，变生他病。遗精后不要受凉，更不要用冷水洗涤，以防寒邪乘虚而入。

步骤 ④ ↑

温和灸神阙穴，每次灸15分钟，每日1次，7次为1个疗程。

阳　痿

　　阳痿是男性常见的性功能障碍疾病。阳痿是指男性在性交时阴茎不能勃起或勃起不全导致不能进行正常的性交。阳痿可分为器质性和功能性两种。器质性阳痿是指阴茎何时都不能勃起，既不能在性兴奋时勃起，也不能自发性勃起；功能性阳痿则有自发的勃起，但临房勃起失败。

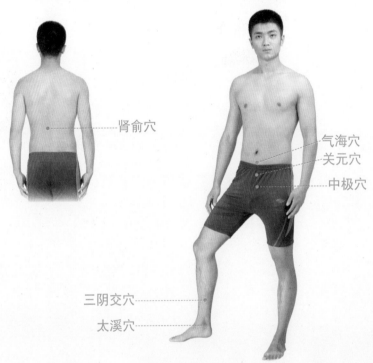

肾俞穴

气海穴
关元穴
中极穴

三阴交穴
太溪穴

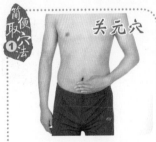

简便取穴法 ① 关元穴

肚脐正中直下四横指（3寸）处即是关元穴。

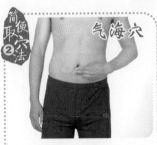

简便取穴法 ② 气海穴

位于人体的下腹部，肚脐下方1.5寸处即是气海穴。

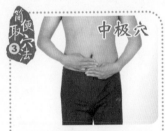

简便取穴法 ③ 中极穴

位于下腹部，人体前正中线上，脐下6横指（4寸）的位置即是中极穴。

❀ 选穴取穴

　　肾俞穴、关元穴、气海穴 、太溪穴、中极穴、三阴交穴。

艾灸方法

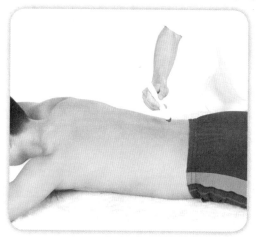

步骤 ① ←

温和灸<u>肾俞穴</u>，每次灸15～20分钟，每日1次。

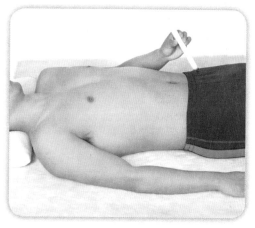

步骤 ② →

温和灸<u>关元穴、气海穴</u>，每穴灸15分钟，每日1次。

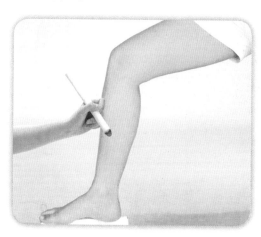

步骤 ③ ←

温和灸<u>三阴交穴、太溪穴</u>，每穴灸15分钟，每日1次，

温馨提示

绝大多数阳痿患者是由精神因素或心理因素造成的。作为患者的妻子，如果再对其说出伤害自尊的话，就会加重丈夫的心理负担，使丈夫对自己失去信心。所以，妻子千万不要过分责备自己的丈夫，出现问题应给予帮助和安慰，使其得到恢复。

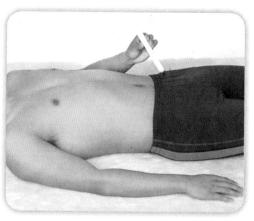

步骤 ④ ←

温和灸<u>中极穴</u>，每穴灸15分钟，每日1次。

早　泄

　　早泄是男性性功能障碍的表现之一。早泄是指男子在阴茎勃起之后，未进入女性阴道之前，或正当进入而尚未抽动时便射精，阴茎也随之疲软并进入不应期的现象。造成早泄的主要原因是精神心理因素，夫妻关系不合，丈夫对妻子存在怨恨、畏惧等心理时，常常会出现早泄的现象。也有些男性因婚前频繁手淫或婚后性生活过度、精神紧张等导致早泄。

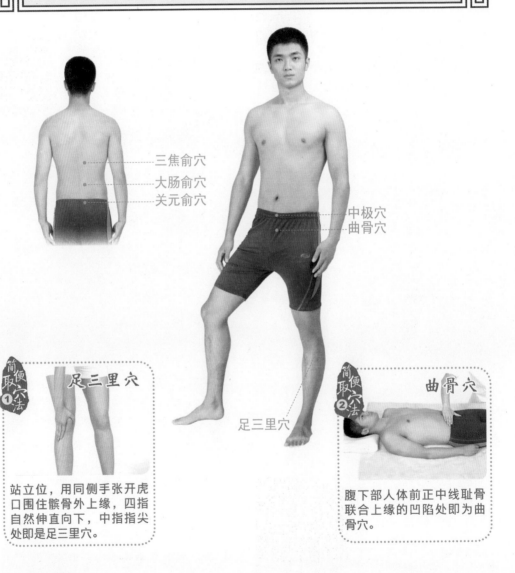

三焦俞穴
大肠俞穴
关元俞穴

中极穴
曲骨穴

足三里穴

足三里穴

简便取穴法 ①

站立位，用同侧手张开虎口围住髌骨外上缘，四指自然伸直向下，中指指尖处即是足三里穴。

曲骨穴

简便取穴法 ②

腹下部人体前正中线耻骨联合上缘的凹陷处即为曲骨穴。

❀ 选穴取穴

　　三焦俞穴、足三里穴、关元俞穴、大肠俞穴、曲骨穴、中极穴。

艾灸方法

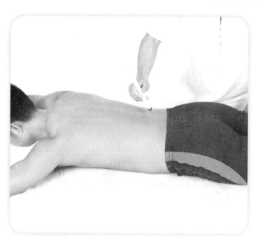

步骤 ① ←

温和灸三焦俞穴，每次灸20～30分钟。

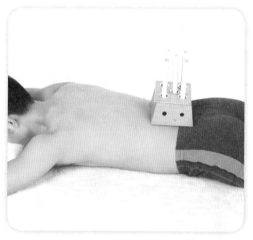

步骤 ② →

艾灸罐灸关元俞穴、大肠俞穴，每穴灸20～30分钟。

步骤 ③ ←

温和灸曲骨穴、中极穴，每穴灸20～30分钟。

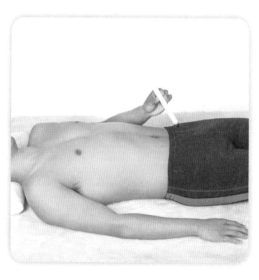

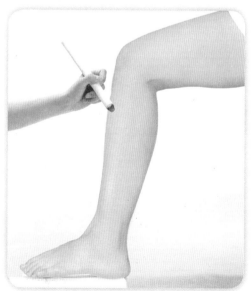

步骤 ④ →

温和灸足三里穴，每次灸20～30分钟。

第八节

斑秃

斑秃是一种突然发生的头部局限性秃发。一般认为是自身免疫性疾病，与高级神经活动障碍有关，有时也会与内分泌障碍、局部病灶感染、中毒、遗传等因素有关。由于血管运动中枢机能紊乱，交感神经及副交感神经失调，引起局部毛细血管持久性收缩、毛乳头供血障碍、毛发营养不良而致本病。精神创伤常为诱发因素。

166

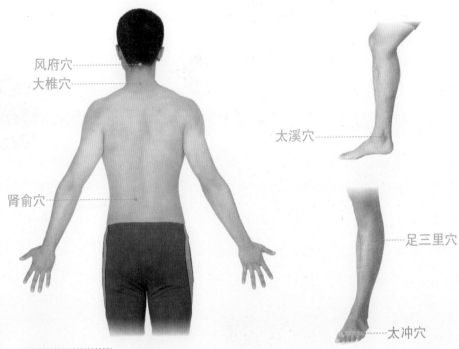

风府穴

大椎穴

太溪穴

肾俞穴

足三里穴

太冲穴

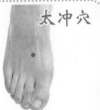

太冲穴

足背，由第一、第二足趾趾间缝纹端沿足背向上，至第一跖骨与第二跖骨两骨联合处的前缘凹陷中处，即是太冲穴。

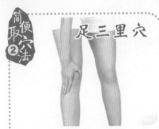

足三里穴

站立位，用同侧手张开虎口围住髌骨外上缘，四指自然伸直向下，中指指尖处即是足三里穴。

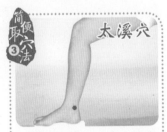

太溪穴

人体足内侧，足部内踝后方和足跟骨筋腱之间的相交处即为太溪穴。

❀ 选穴取穴

风府穴、大椎穴、太溪穴、肾俞穴、足三里穴、太冲穴。

艾灸方法

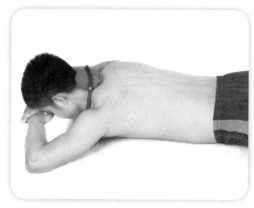

步骤 ① ←

艾灸罐灸大椎穴、风府穴，每穴15～20分钟。

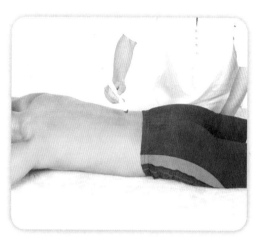

步骤 ② →

温和灸肾俞穴，每次15～20分钟，每天1～2次，7天为1个疗程。

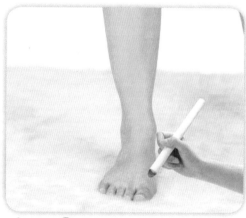

步骤 ③ ←

温和灸太冲穴，每次灸15～20分钟，每天1～2次，7天为1个疗程。

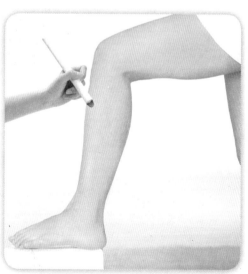

步骤 ④ →

温和灸足三里穴，每次灸15～20分钟，每天1～2次，7天为1个疗程。

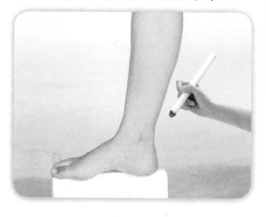

步骤 ⑤ ←

温和灸太溪穴，每次灸15～20分钟，每天1～2次，7天为1个疗程。

过敏性鼻炎

第
九
节

　　过敏性鼻炎是身体对某些过敏原敏感性增高而出现的以鼻黏膜病变为主的一种异常反应。本病多因外感风寒或风热而致营卫失和、腠理郁闭，上客鼻窍或受到某些过敏原而诱发。主要表现为鼻塞、喷嚏、流清涕、咳嗽、咽痛、鼻痒不适，经常反复发作、早晚为甚。

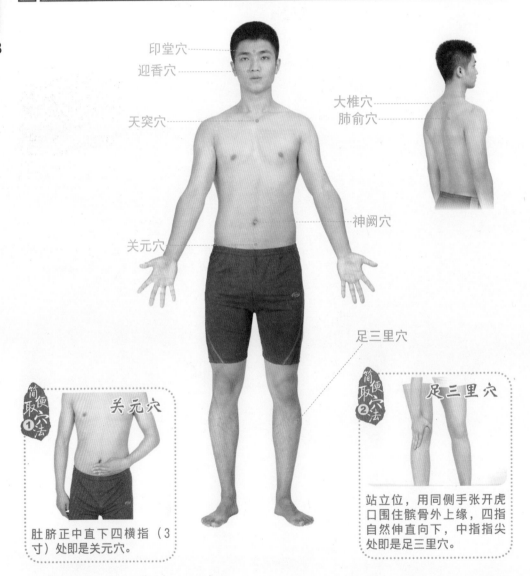

印堂穴

迎香穴

天突穴

大椎穴

肺俞穴

神阙穴

关元穴

足三里穴

简便取穴法 ❶

关元穴

肚脐正中直下四横指（3寸）处即是关元穴。

简便取穴法 ❷

足三里穴

站立位，用同侧手张开虎口围住髌骨外上缘，四指自然伸直向下，中指指尖处即是足三里穴。

❀ 选穴取穴

　　印堂穴、迎香穴、大椎穴、肺俞穴、天突穴、关元穴、足三里穴、神阙穴。

艾灸方法

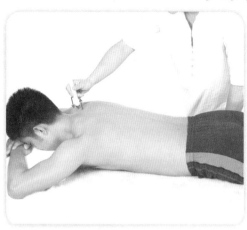

步骤 1 ←

雀啄灸<u>大椎穴</u>，每次灸8~10分钟，每天1~2次。

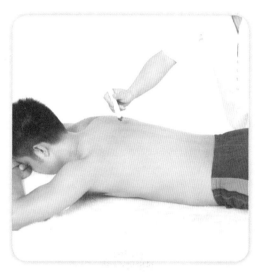

步骤 2 →

温和灸<u>肺俞穴</u>，每次灸8~10分钟，每天1~2次。

步骤 3 ←

温和灸<u>关元穴</u>，每次灸8~10分钟，每天1~2次。

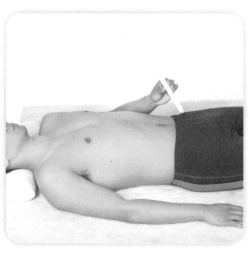

步骤 4 →

温和灸<u>天突穴</u>，每次灸8~10分钟，每天1~2次。

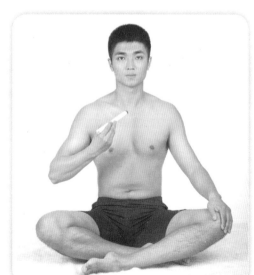

艾灸方法

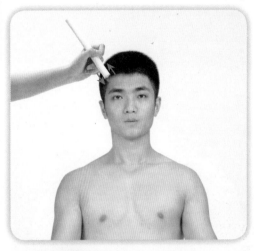

步骤 ⑤ →

隔姜灸神阙穴，每次灸3～5壮，每天1次。

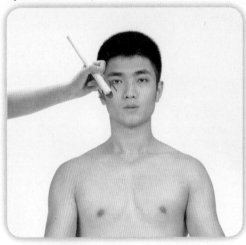

步骤 ⑦ →

雀啄灸足三里穴，每次灸8～10分钟，每天1～2次。

温馨提示

艾灸面部时，艾条与脸部保持一定距离。千万不要躺着艾灸，防止艾灰掉落在脸上。

步骤 ④ ←

雀啄灸印堂穴，每穴每次灸8～10分钟，每天1～2次。

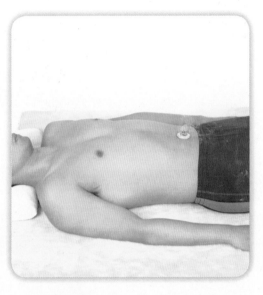

步骤 ⑥ ←

雀啄灸迎香穴，每穴每次灸8～10分钟，每天1～2次。

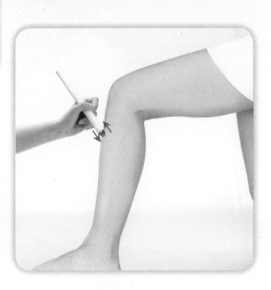

第七章
儿童常见病的艾灸疗法

小儿咳嗽

咳嗽是小儿肺部疾患中的一种常见症状。一年四季均可发生，但以冬季、春季为多，外界气候冷热的变化常能直接影响肺脏，由于小儿呼吸系统防御功能不健全，很容易患病。体质比较弱的婴幼儿可能会因为奶水呛入气管，堵塞呼吸而发生窒息，甚至危及生命。

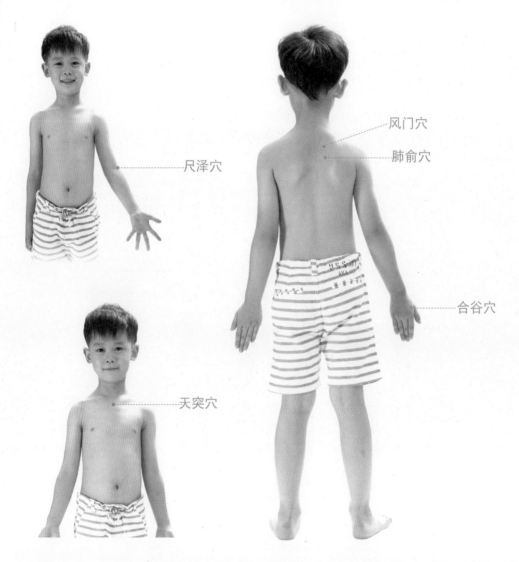

尺泽穴

风门穴

肺俞穴

合谷穴

天突穴

选穴取穴

肺俞穴、风门穴、尺泽穴、合谷穴、天突穴。

艾灸方法

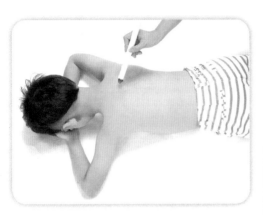

步骤 ①

温和灸肺俞穴、风门穴，每穴每次灸15分钟，每天1次。

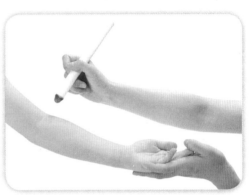

步骤 ②

温和灸尺泽穴，每次15分钟，每天1次。

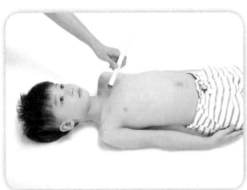

步骤 ③

温和灸天突穴，每次灸15分钟，每天1次。

步骤 ④

温和灸合谷穴，每次15分钟，每天1次。

温馨提示

尽量少带孩子去人多密集的公共场所，注意给孩子保暖，以防风寒侵袭，而且孩子咳嗽时不宜吃寒凉食物；吃过咸的食物易诱发儿童咳嗽或使咳嗽加重，因此要让孩子少吃盐。

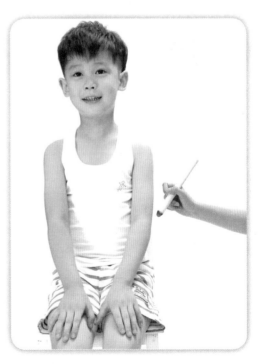

第二节 小儿哮喘

哮喘是一种常见的以发作性的哮鸣气促、呼气延长为特征的肺部疾患。哮喘是呼吸道变态反应性疾病，由各种不同的抗原引起，气候变化及情绪激动常能诱发哮喘的症状。哮喘常在幼儿期起病，常发于春季和秋季。

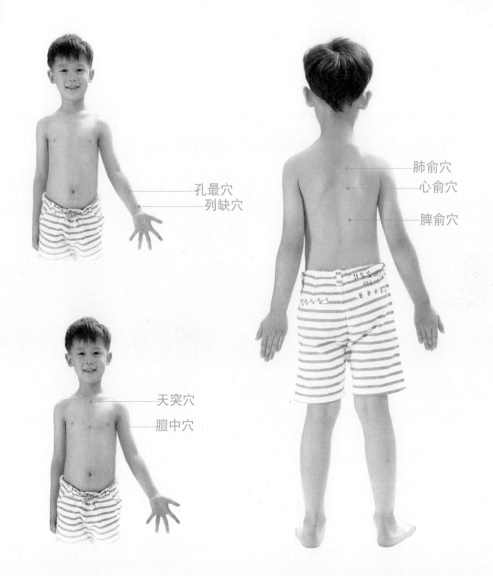

孔最穴
列缺穴

肺俞穴
心俞穴
脾俞穴

天突穴
膻中穴

❉ 选穴取穴

肺俞穴、天突穴、膻中穴、心俞穴、脾俞穴、孔最穴、列缺穴。

艾灸方法

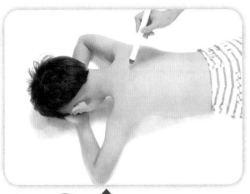

步骤 ① ↑

温和灸<u>肺俞穴</u>、<u>心俞穴</u>，每穴每次5分钟。

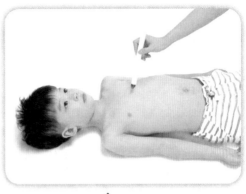

步骤 ② ↑

温和灸<u>膻中穴</u>，每次5分钟。

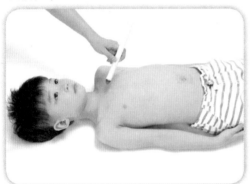

步骤 ③ ↑

温和灸<u>天突穴</u>，每次5分钟。

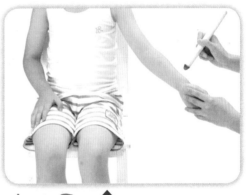

步骤 ④ ↑

温和灸<u>列缺穴</u>，每次5～10分钟。

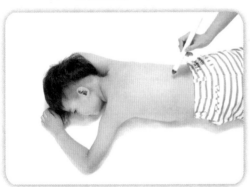

步骤 ⑤ ↑

温和灸<u>脾俞穴</u>，每次5分钟。

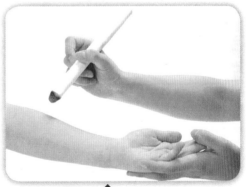

步骤 ⑥ ↑

温和灸<u>孔最穴</u>，每次5～10分钟。

小儿肠胃不好

小儿肠胃不好是小儿消化及排便状况不佳的统称，主要表现为不爱吃饭、消瘦、爱哭闹、大便稀溏等。小儿肠胃不好会影响营养物质的吸收，导致小儿生长发育迟缓，艾灸可以更好地改善胃肠功能，助消化。

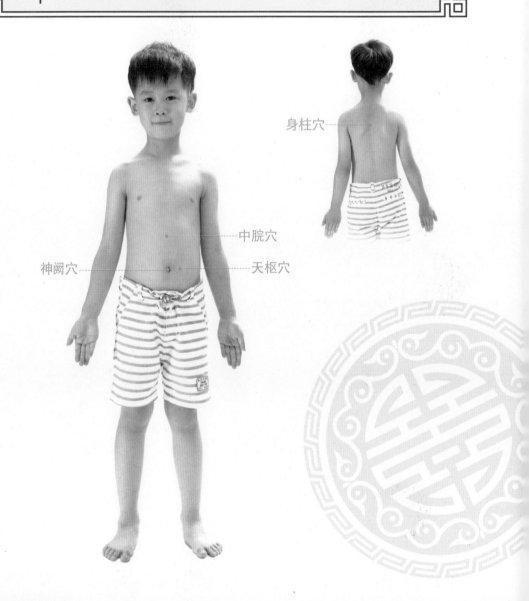

身柱穴

中脘穴

神阙穴　　　　天枢穴

❀ 选穴取穴

身柱穴、天枢穴、神阙穴、中脘穴。

艾灸方法

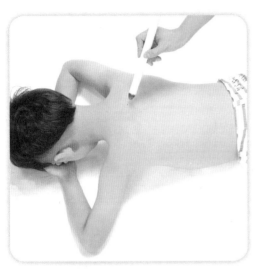

步骤 1 ←

温和灸身柱穴，每次15分钟。

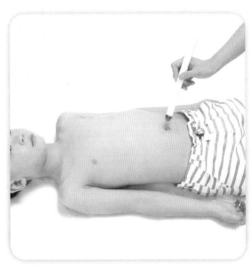

步骤 2 →

温和灸天枢穴，每次15分钟，每天1次。

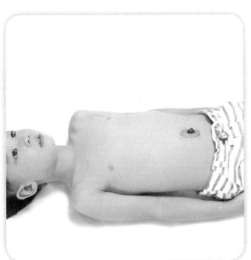

步骤 3 ←

隔姜灸神阙穴，每次灸3～5壮，每天1次。

步骤 4 →

温和灸中脘穴，每次15～20分钟。

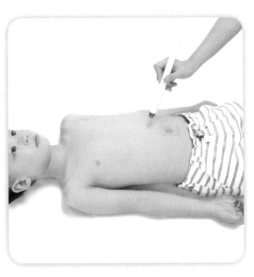

第四节 | 小儿盗汗

小儿盗汗是以小儿入睡后汗出异常，醒后即止为特征的病症，艾灸对本病治疗效果很好。

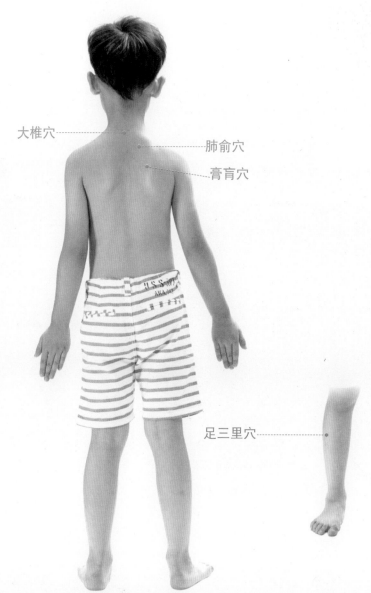

大椎穴

肺俞穴

膏肓穴

足三里穴

❋ 选穴取穴

大椎穴、肺俞穴、膏肓穴、足三里穴。

艾灸方法

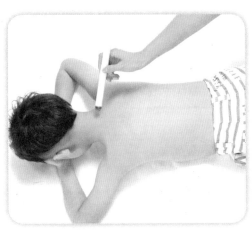

步骤 1 ←

温和灸大椎穴，每次灸15分钟，每日1次，10天为1个疗程。

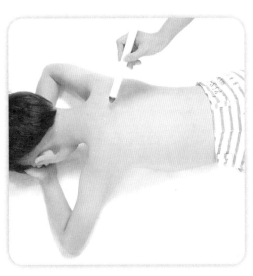

步骤 2 →

温和灸肺俞穴，每次灸15分钟，每日1次，10天为1个疗程。

步骤 3 ←

回旋灸膏肓穴，每次灸15分钟，每日1次，10天为1个疗程。

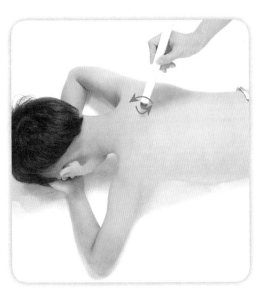

步骤 4 →

温和灸足三里穴10～15分钟，每天1次，连续一个星期为1个疗程。

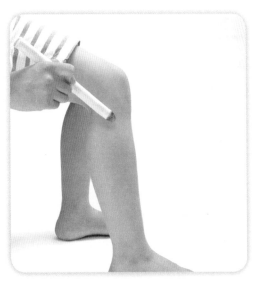

第五节

小儿发热

发热是婴幼儿常见的一种症状，多数由感冒所引起，小儿发热要引起家长足够的重视，因小儿在高热的情况下容易发生惊厥、抽搐，会伤及神经系统，甚至会造成终生的遗憾，掌握好一些简单的方法控制发热是家长的必修课，艾灸就是不错的方法。

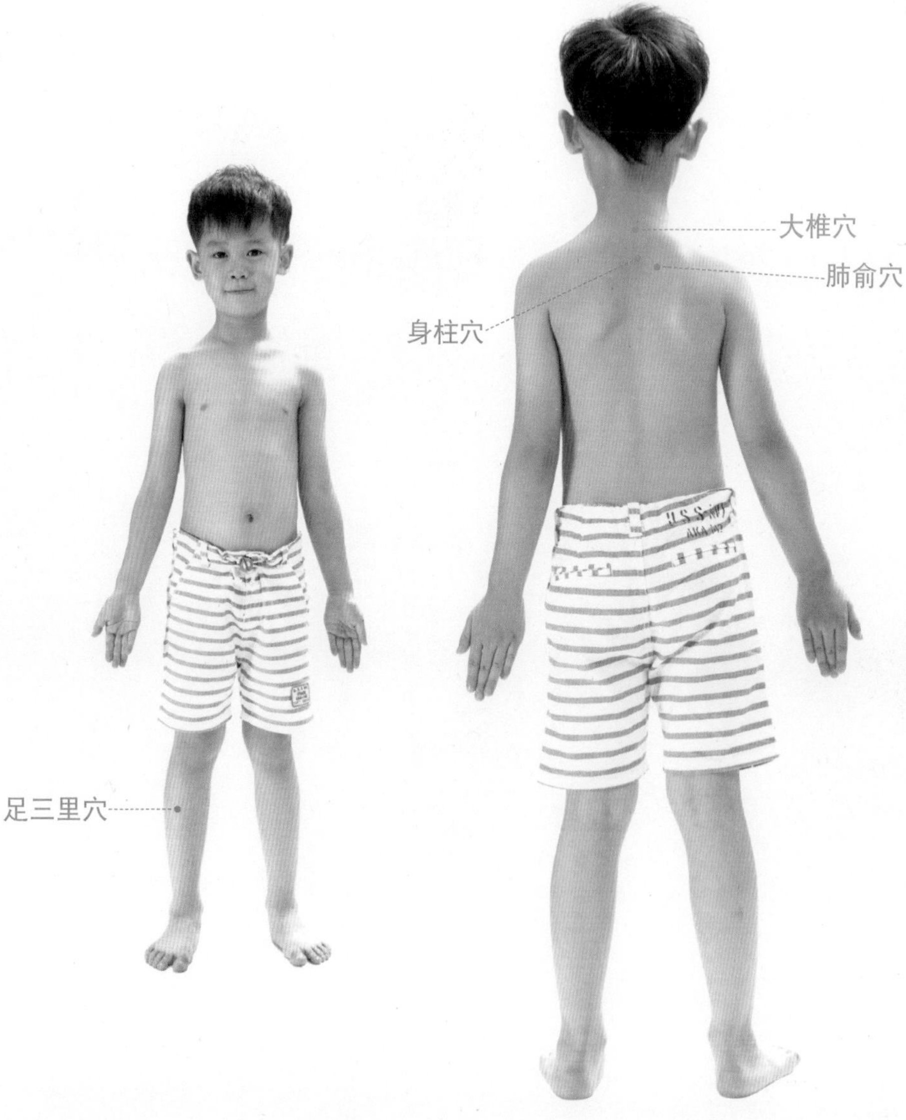

大椎穴

肺俞穴

身柱穴

足三里穴

❀ 选穴取穴

大椎穴、身柱穴、肺俞穴、足三里穴。

艾灸方法

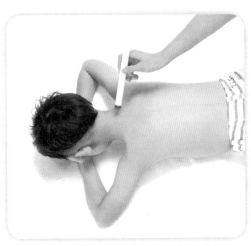

步骤 ① ←

温和灸<u>大椎穴</u>，每次灸15分钟，每日1次，10天为1个疗程。

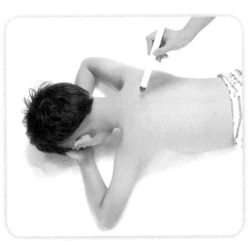

步骤 ② →

温和灸<u>身柱穴</u>，每次灸15分钟，每日1次，10天为1个疗程。

步骤 ③ ←

回旋灸<u>肺俞穴</u>，每次灸15分钟，每日1次，10天为1个疗程。

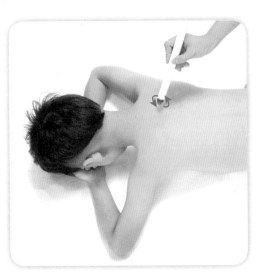

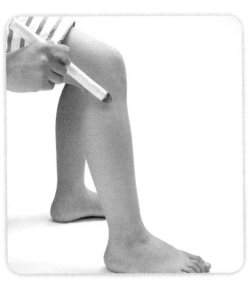

步骤 ④ →

温和灸<u>足三里穴</u>10～15分钟，每天1次，连续7天为1个疗程。

小儿惊风

小儿惊风又称小儿惊厥，是由多种疾病引起的脑功能暂时紊乱、神经元异常放电的一种疾患。本病由多种原因引起，常见于小儿高热、流行性脑膜炎、脑发育不全等病。多发生于1～5岁小儿，四季均可发病，临床上有急性惊风和慢性惊风之分。

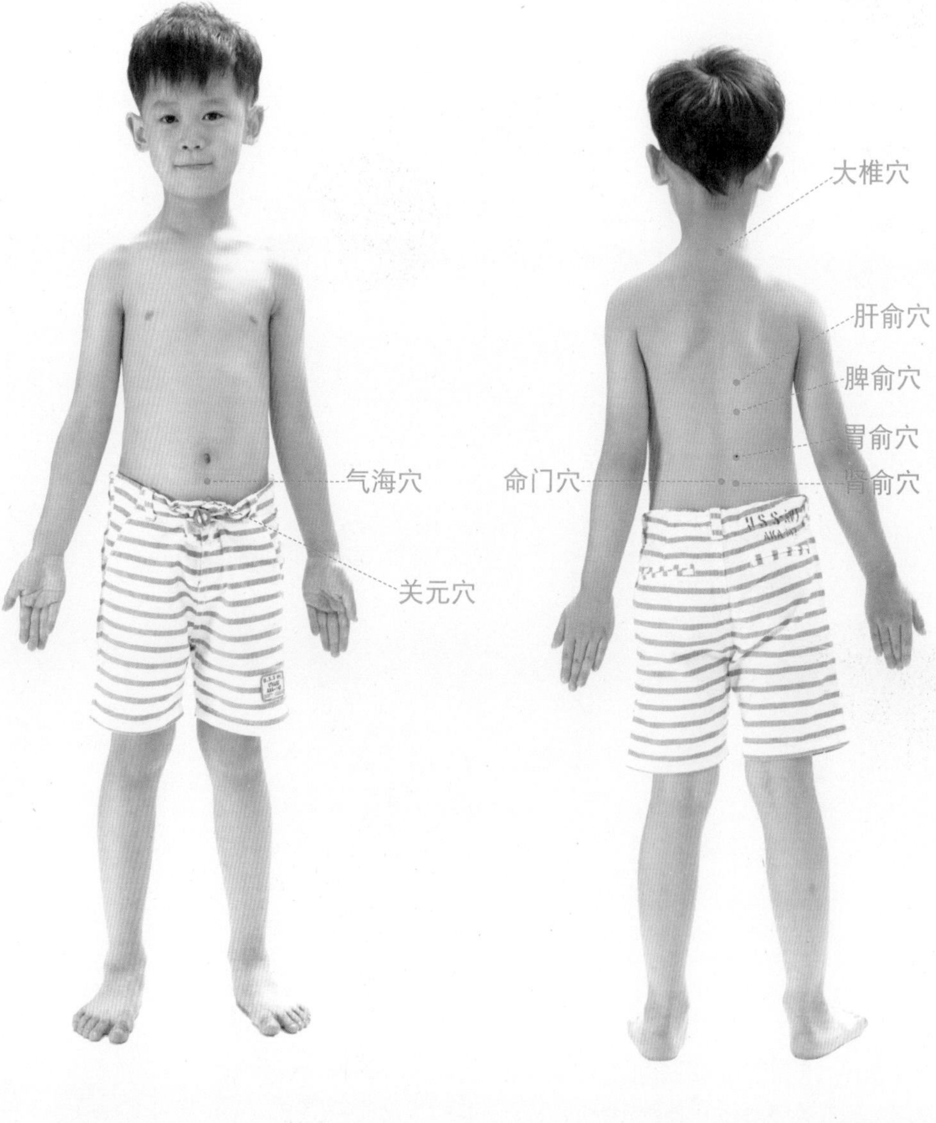

大椎穴

肝俞穴

脾俞穴

胃俞穴

肾俞穴

命门穴

气海穴

关元穴

❀ 选穴取穴

肝俞穴、脾俞穴、胃俞穴、肾俞穴、命门穴、气海穴、关元穴、大椎穴。

艾灸方法

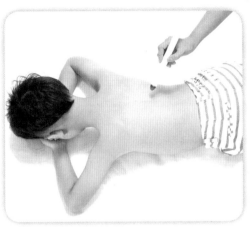

步骤 ① ←

温和灸肝俞穴，每次灸10～15分钟，每日1～2次。

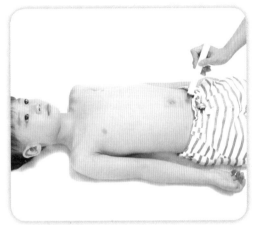

步骤 ② →

温和灸气海穴、关元穴，每穴每次灸10～15分钟，每日1～2次。

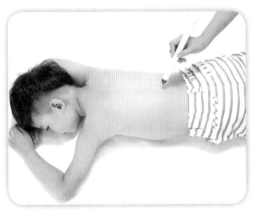

步骤 ③ ←

温和灸脾俞穴、胃俞穴、肾俞穴、命门穴，每穴每次灸10～15分钟，每日1～2次。

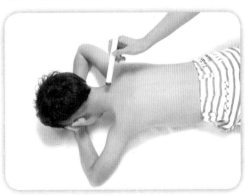

步骤 ④ →

温和灸大椎穴，每次灸15分钟，每日1次，10天为1个疗程。

温馨提示

小儿惊风抽搐时切勿强行牵拉，以防扭伤；患儿应侧卧，并用多层纱布包着竹片，放在上下齿之间，以免咬伤舌头；保持呼吸道畅通，口腔内的分泌物、痰涎随时吸出，防止窒息；注意患儿的体温、呼吸、出汗、面色等情况；保持室内安静，避免刺激，以利休息与康复。

小儿遗尿

小儿遗尿症是指幼儿在熟睡时不自主地排尿。一般孩子在3岁之后就能完全控制排尿,基本不会出现夜间尿床的现象。如果孩子在3岁之后还有尿床的现象,尿床的次数达1个月2次以上,就属于不正常的现象了。一般遗尿的孩子除在夜间尿床外,平时常有尿频、尿急或排尿困难、尿流细等症状。

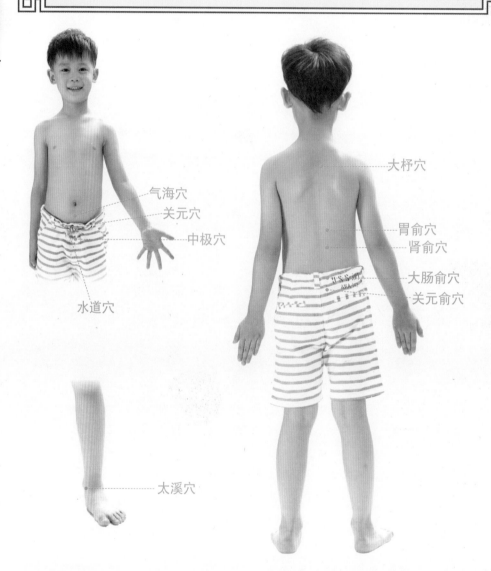

气海穴
关元穴
中极穴
水道穴

大杼穴
胃俞穴
肾俞穴
大肠俞穴
关元俞穴

太溪穴

❀ 选穴取穴

大杼穴、大肠俞穴、关元俞穴、气海穴、关元穴、水道穴、中极穴、胃俞穴、肾俞穴、太溪穴。

艾灸方法

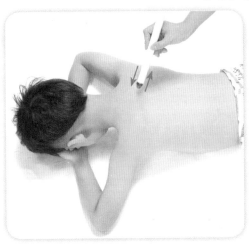

步骤 *1* ←

雀啄灸<u>大杼穴</u>，每次5～10分钟。

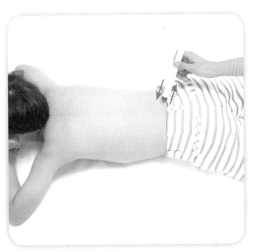

步骤 *2* →

雀啄灸<u>大肠俞穴</u>，每次5～10分钟。

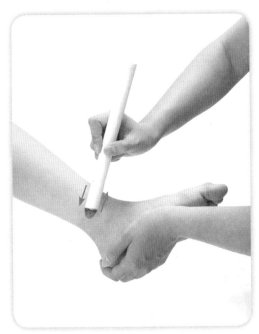

步骤 *3* ←

温和灸<u>太溪穴</u>，每次5～10分钟。

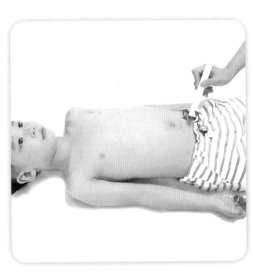

步骤 *4* →

回旋灸<u>气海穴</u>、<u>关元穴</u>、<u>中极穴</u>，每穴每次5～10分钟。

艾灸方法

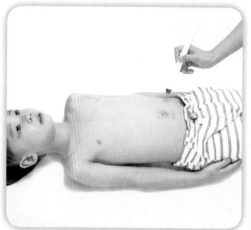

步骤 5 ←

温和灸<u>水道穴</u>，每次5～10分钟。

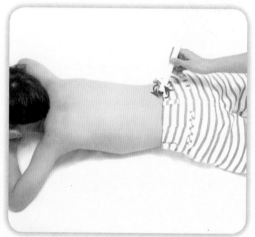

步骤 6 →

回旋灸<u>关元俞穴</u>，每次5～10分钟。

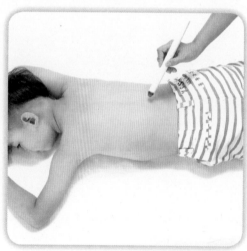

步骤 7 ←

温和灸<u>胃俞穴</u>，每次5～10分钟。

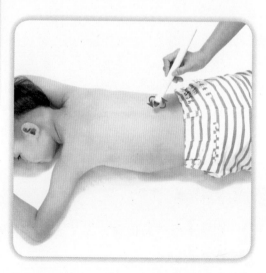

步骤 8 →

回旋灸<u>肾俞穴</u>，每次5～10分钟。

小儿便秘

小儿出现以大便干燥坚硬，次数减少，间隔时间延长，甚或秘结不通为主要表现的疾病称为小儿便秘。小儿脏腑娇嫩，气血不充，脾胃功能还没有健全，一旦饮食不当、寒温失调，就会引起便秘。贫血、缺乏维生素B_1、饮水过少、营养不良、运动量少等也可导致小儿便秘。肠狭窄、肠梗阻、幽门痉挛、先天性巨结肠等器质性疾病都可导致小儿便秘。

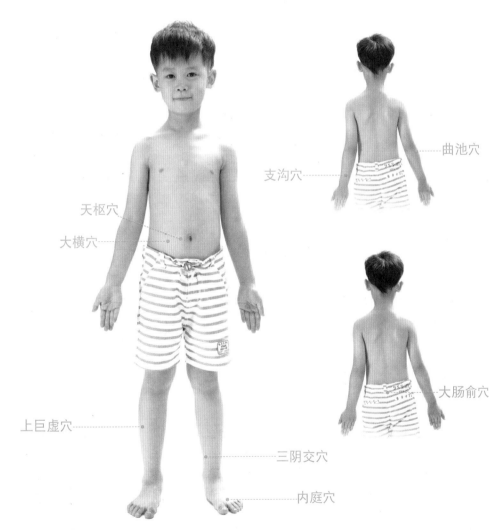

曲池穴

支沟穴

天枢穴

大横穴

大肠俞穴

上巨虚穴

三阴交穴

内庭穴

❀ 选穴取穴

大肠俞穴、天枢穴、上巨虚穴、曲池穴、内庭穴、大横穴、三阴交穴、支沟穴。

艾灸方法

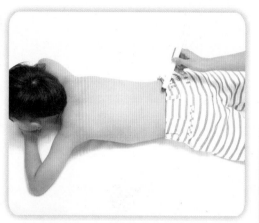

步骤 1 ←

　　温和灸<u>大肠俞穴</u>位10～15分钟，每天1次，连续7天为1个疗程。

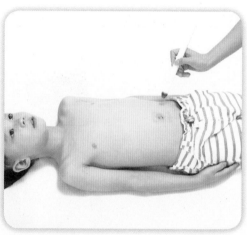

步骤 2 →

　　温和灸<u>天枢穴</u>10～15分钟，每天1次，连续7天为1个疗程。

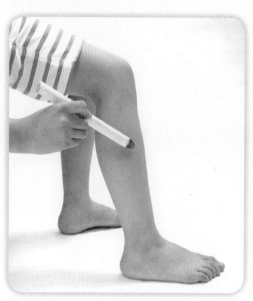

步骤 3 ←

　　温和灸<u>上巨虚穴</u>10～15分钟，每天1次，连续7天为1个疗程。

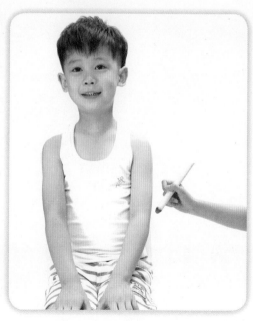

步骤 4 →

　　温和灸<u>曲池穴</u>10～15分钟，每天1次，连续一个星期为1个疗程。

艾灸方法

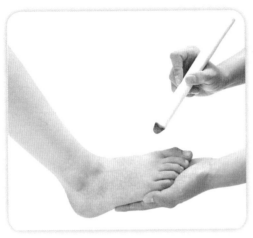

步骤 5 ←

温和灸内庭穴10～15分钟，每天1次，连续7天为1个疗程。

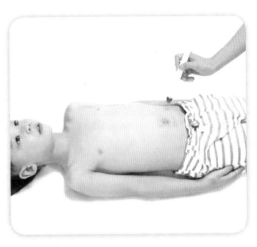

步骤 6 →

温和灸大横穴10～15分钟，每天1次，连续7天为1个疗程。

步骤 7 ←

温和灸三阴交穴10～15分钟，每天1次，连续7天为1个疗程。

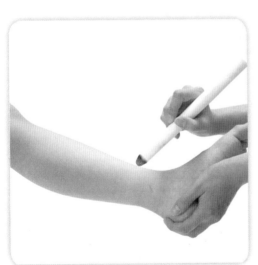

步骤 8 →

温和灸支沟穴10～15分钟，每天1次，连续7天为1个疗程。

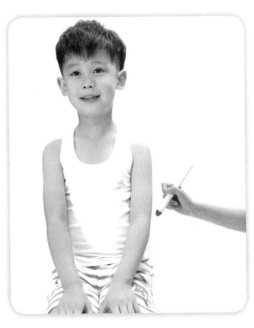

小儿荨麻疹

荨麻疹是由于各种致敏因素，如药物、食品、花粉、感染等引起皮肤、黏膜小血管扩张及渗透性增加而出现的一种局限性水肿反应。中医称为"隐疹"、"风瘙隐疹"等，俗称"风疹块"、"风疙瘩"。中医认为本病因禀赋不耐，气血虚弱，卫外失固；或虚邪贼风侵袭，或由辛辣厚味而致胃肠积热，郁于肌肤，化热生风，或因鱼虾、药物、异味等多种因素诱发。

190

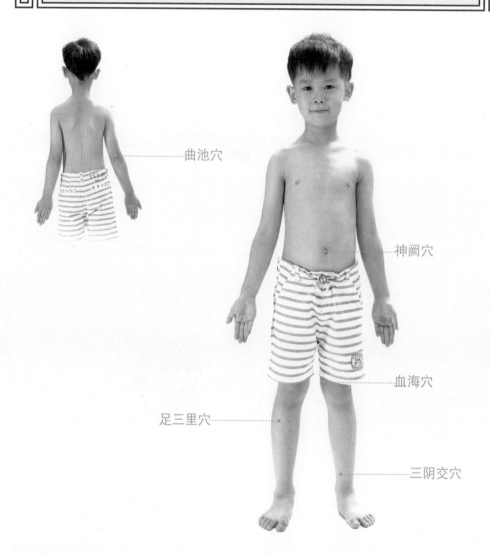

曲池穴

神阙穴

血海穴

足三里穴

三阴交穴

❁ 选穴取穴

曲池穴、血海穴、足三里穴、三阴交穴、神阙穴。

艾灸方法

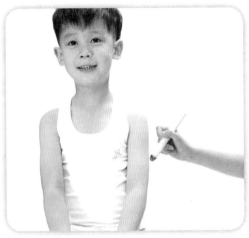

步骤 ① ←

温和灸<u>曲池穴</u>，每日1次，10天为1个疗程。

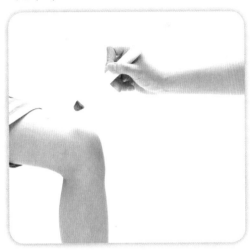

步骤 ② →

温和灸<u>血海穴</u>，每日1次，10天为1个疗程。

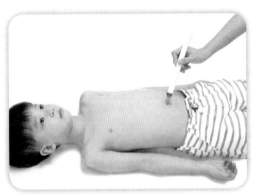

步骤 ③ ←

温和灸<u>神阙穴</u>，每日1次，10天为1个疗程。

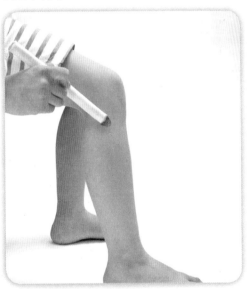

步骤 ④ →

温和灸<u>足三里穴</u>，每日1次，10天为1个疗程。

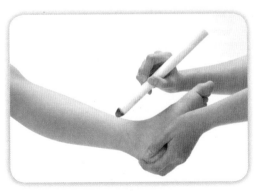

步骤 ⑤ ←

温和灸<u>三阴交穴</u>，每日1次，10天为1个疗程。

小儿厌食

第十节

　　小儿厌食症是指3～6岁的孩子长期以食欲减退或食欲缺乏为主要症状的疾病。长期厌食的孩子会出现身高及体重明显低于同龄儿童的现象。厌食的孩子发育迟缓，抵抗力低下，很容易受到外界病毒的侵扰，导致疾病的发生，严重影响儿童正常的生长发育以及身心健康。单纯地用口服药物调整小儿厌食症，往往不能收到良好的效果，只有利用综合疗法来纠正小儿厌食症，才能获得满意的疗效。

192

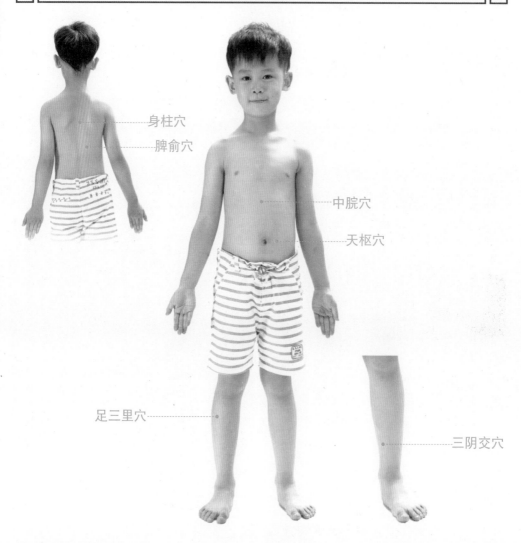

身柱穴
脾俞穴
中脘穴
天枢穴
足三里穴
三阴交穴

❀ 选穴取穴

　　身柱穴、脾俞穴、中脘穴、天枢穴、足三里穴、三阴交穴。

艾灸方法

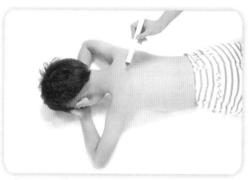

步骤 1 ←

温和灸身柱穴，每次15～20分钟，穴位灸治顺序由背及腹，从上到下。

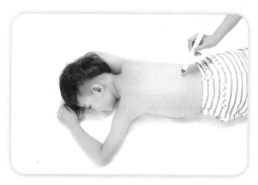

步骤 2 →

温和灸脾俞穴，每次15～20分钟。

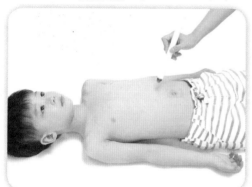

步骤 3 ←

温和灸中脘穴，每次15～20分钟。

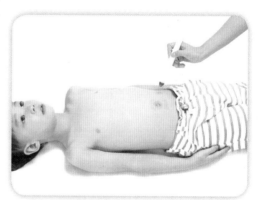

步骤 4 →

温和灸天枢穴，每次15～20分钟。

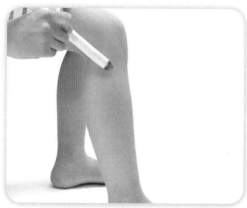

步骤 5 ←

温和灸足三里穴，每次15～20分钟。

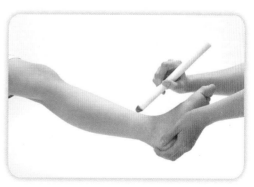

步骤 6 →

温和灸三阴交穴，每次15～20分钟。

小儿伤食

小儿伤食是由于脾胃虚弱导致食物蓄积肠胃、无法消化，在胃肠内堆积发酵而致发热，以婴幼儿伤食为最多。小儿伤食时会出现发热、食欲下降、厌食、恶心、呕吐、没有精神等一系列症状。发热时四肢掌心热，消食后热退而痊愈。伤食多因饮食不当损伤脾胃所致。

194

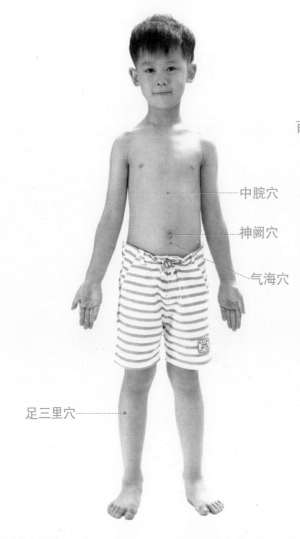

中脘穴

神阙穴

气海穴

足三里穴

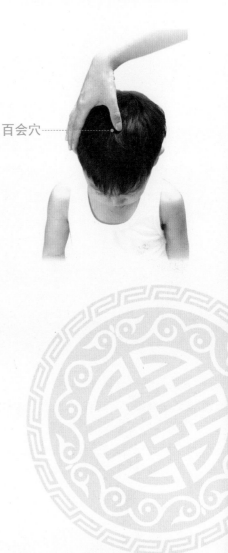

百会穴

❀ 选穴取穴

足三里穴、神阙穴、中脘穴、气海穴、百会穴。

艾灸方法

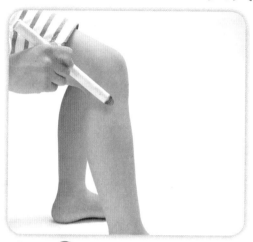

步骤 1 ←

温和灸足三里穴，每次灸15分钟，每天1～2次。

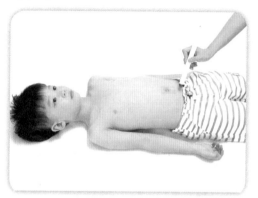

步骤 2 →

温和灸气海穴，每次灸15分钟，每天1～2次。

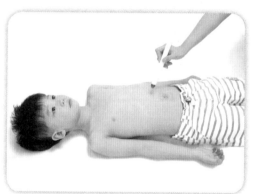

步骤 3 ←

温和灸中脘穴，每次灸15分钟，每天1～2次。

步骤 4 →

温和灸百会穴，每次灸15分钟，每天1～2次。

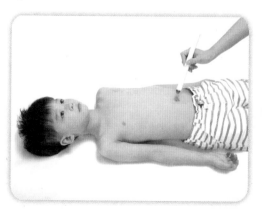

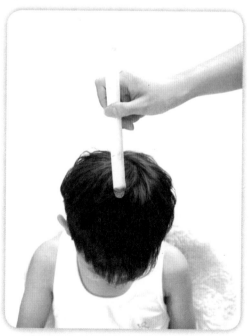

步骤 5 ←

温和灸神阙穴，每次灸15分钟，每天1～2次。

第十二节

百日咳

百日咳是一种常见的儿科传染病。五岁以下的幼儿多发，冬、春季节是多发季节。婴幼儿患本病时会出现窒息、肺炎、脑病等严重症状。中医认为本病的发生主要是由于素体不足，内隐伏痰，风邪从口鼻而入侵袭于肺。本病唯一的传染源是患百日咳的儿童，现在的小孩已普遍接种"百白破"三联疫苗，百日咳发病率已大大降低。

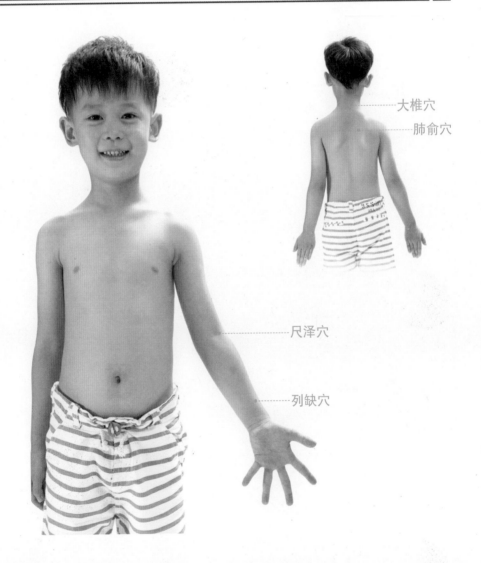

大椎穴
肺俞穴
尺泽穴
列缺穴

❀ 选穴取穴

肺俞穴、尺泽穴、列缺穴、大椎穴。

艾灸方法

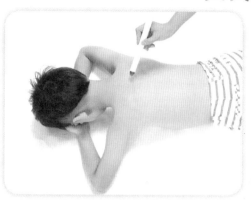

步骤 ① ←

温和灸肺俞穴，每次灸10～15分钟，每日灸1次，10次为1个疗程。

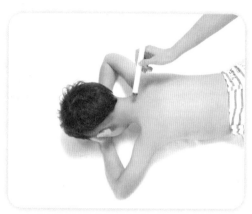

步骤 ② →

温和灸大椎穴，每次灸15分钟，每日1次，10天为1个疗程。

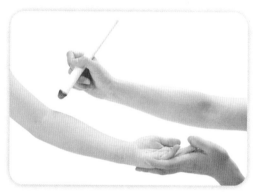

步骤 ③ ←

温和灸尺泽穴，每次灸10～15分钟，每日灸1次，10次为1个疗程。

步骤 ④ →

温和灸列缺穴，每次灸10～15分钟，每日灸1次，10次为1个疗程。

温馨提示

本病具有传染性，患儿应隔离4～7个星期。病后应细致地做好护理工作，加强营养，避免精神上的刺激，每天应有一定时间的户外活动。患儿痉咳时易出现窒息，应加强看护，随时进行人工呼吸、给氧等急救措施。

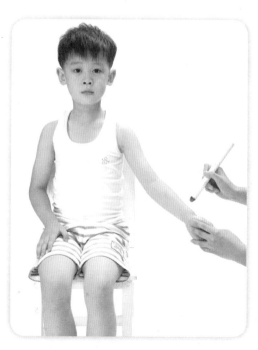

第十二节 缺铁性贫血

　　缺铁性贫血是指机体对铁的需求与供给失衡，导致体内贮存的铁耗尽，红细胞内铁缺乏从而导致的贫血。缺铁性贫血是小儿常见病，主要发生在6个月至3岁的婴幼儿。当体内铁摄入不足、铁吸收障碍、铁丢失过多均可引起缺铁性贫血，患者会出现乏力、烦躁、心悸、气短、易倦、头晕、儿童生长发育迟缓、智力低下等症状。

198

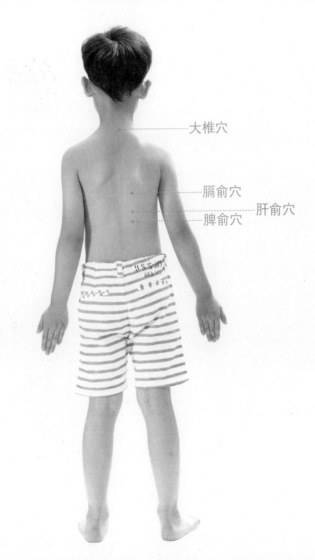

大椎穴

膈俞穴

肝俞穴

脾俞穴

❀ 选穴取穴

膈俞穴、脾俞穴、大椎穴、肝俞穴。

艾灸方法

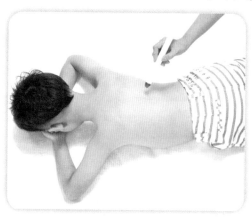

步骤 **1** ←

温和灸<u>膈俞穴</u>，每次灸15～20分钟。

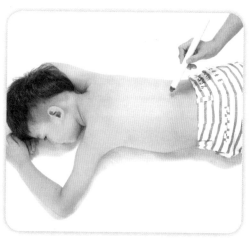

步骤 **2** →

温和灸<u>脾俞穴</u>，每次灸15～20分钟。

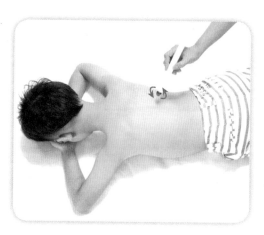

步骤 **3** ←

回旋灸<u>肝俞穴</u>，每次灸15～20分钟。

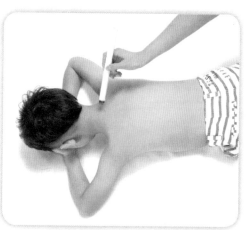

温馨提示

　　缺铁性贫血患者可多吃动物的内脏，如心、肝、肾以及牛肉、鸡蛋黄、大豆、菠菜、红枣、黑木耳等。补充富于营养和高热量、高蛋白、维生素、多矿物质的饮食，以助于恢复造血功能。避免过度劳累，保证充足的睡眠。

步骤 **4** ↑

温和灸<u>大椎穴</u>，每次灸15～20分钟。

小儿多动症

　　小儿多动症是一种较常见的儿童行为障碍综合征，又称脑功能轻微失调或轻微脑功能障碍综合征。在早产儿中多见，男孩多于女孩，多在学龄期发病。中医认为心脾两虚、肝阳上亢、湿热内蕴是其主要病因病理。艾灸治疗小儿多动症，主要是通过对小儿的阴阳、脏腑功能进行调节，使其恢复正常。

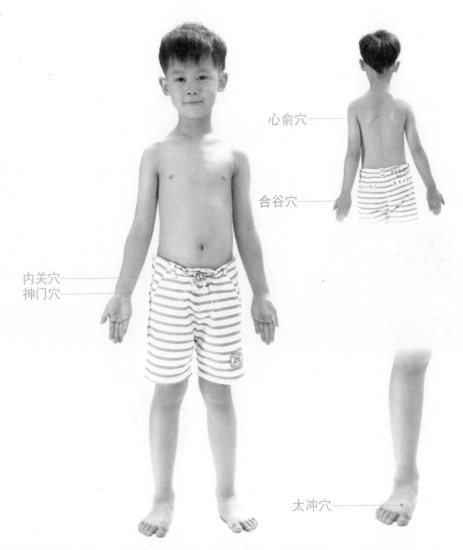

心俞穴

合谷穴

内关穴
神门穴

太冲穴

❀ 选穴取穴

心俞穴、内关穴、神门穴、合谷穴、太冲穴。

艾灸方法

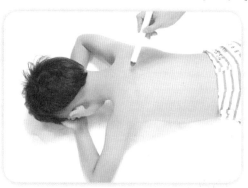

步骤 1 ←

温和灸<u>心俞穴</u>，每次5～10分钟，每日或隔日灸1次，10次为1个疗程。

步骤 2 →

温和灸<u>神门穴</u>，每次5～10分钟，每日或隔日灸1次。

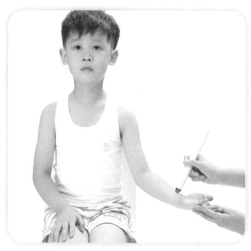

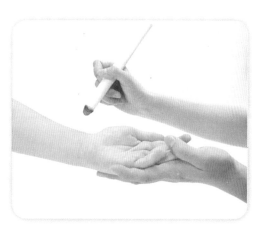

步骤 3 ←

温和灸<u>内关穴</u>，每次5～10分钟，每日或隔日灸1次，10次为1个疗程。

步骤 4 →

温和灸<u>合谷穴</u>，每次5～10分钟，每日或隔日灸1次，10次为1个疗程。

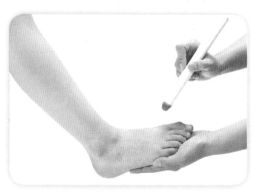

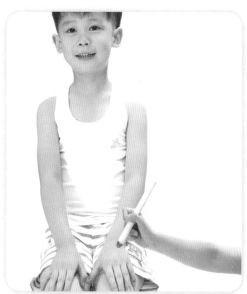

步骤 5 ←

温和灸<u>太冲穴</u>，每次5～10分钟，每日或隔日灸1次。

小儿腹泻

　　婴幼儿腹泻可称作婴幼儿消化不良。主要有两种表现形式，一种是排便次数比平时增多，另一种是排出的粪便带有较多水分。夏、秋季节为腹泻的高发期，夏季腹泻以细菌感染为主，秋季腹泻以病毒感染为主。婴幼儿腹泻是指婴幼儿由各种原因引起的，以小儿排便次数增多、便质稀薄，甚至出现水样便、呕吐为主要症状的胃肠道病症。

202

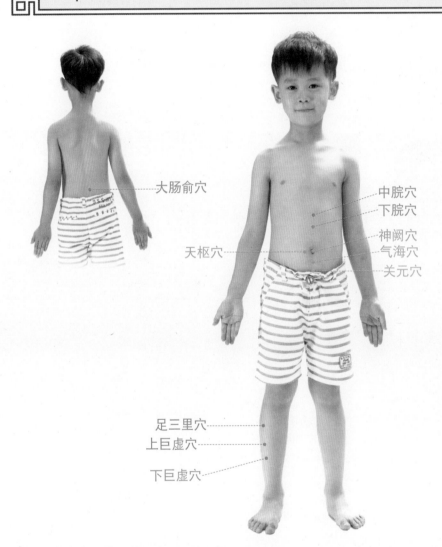

大肠俞穴

中脘穴
下脘穴

神阙穴
气海穴
关元穴

天枢穴

足三里穴
上巨虚穴
下巨虚穴

❋ 选穴取穴

　　神阙穴、下脘穴、天枢穴、中脘穴、大肠俞穴、足三里穴、上巨虚穴、下巨虚穴、关元穴、气海穴。

艾灸方法

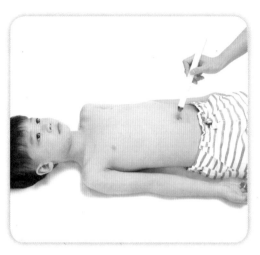

步骤 ① ←

温和灸神阙穴，每次灸5～10分钟；每天1次，3天为1个疗程，直至腹泻停止。

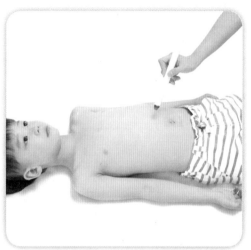

步骤 ② →

温和灸中脘穴、下脘穴，每穴每次灸5～10分钟；每天1次，3天为1个疗程，直至腹泻停止。

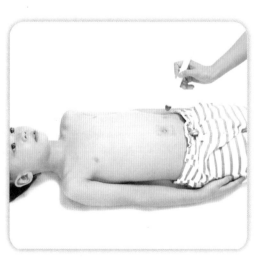

步骤 ③ ←

温和灸天枢穴，每次灸5～10分钟；每天1次，3天为1个疗程，直至腹泻停止。

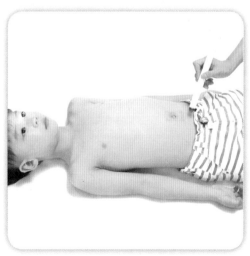

步骤 ④ →

温和灸关元穴、气海穴，每穴每次艾灸5～10分钟，每天1次。

艾灸方法

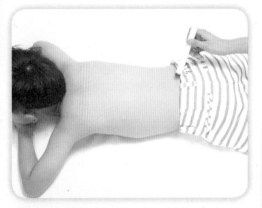

步骤 ⑤ ←

温和灸大肠俞穴10～15分钟，每天1次，连续7天为1个疗程。

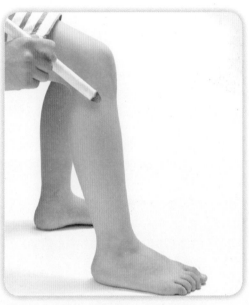

步骤 ⑥ →

雀啄灸足三里穴，每次灸8～10分钟，每天1～2次。

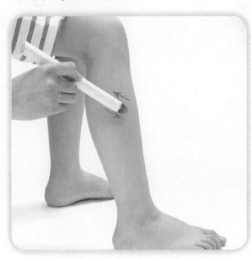

步骤 ⑦ ←

雀啄灸上巨虚穴，每次灸8～10分钟，每天1～2次。

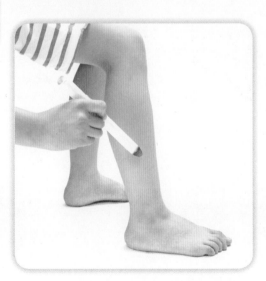

步骤 ⑧ →

温和灸下巨虚穴，每次灸8～10分钟，每天1次。

温馨提示

家长应帮助孩子养成良好的卫生习惯，合理喂养儿童，流行季节注意消毒隔离，注意气候变化。

第八章

日常生活中的艾灸保健

预防晕车晕船

生活中有人坐汽车或船时有头晕、上腹部不适、恶心、出冷汗，甚至呕吐的现象。当汽车或船只行驶不稳时不适症状更严重。晕车晕船多因身体虚弱、心脾亏虚、气血不足；或过食肥甘厚味、痰湿壅盛、上蒙清窍；或素体阳亢、精神紧张、气郁化火所致。

百会穴 ----------

印堂穴 ----------

神阙穴 ----------

气海穴 ----------

关元穴 ----------

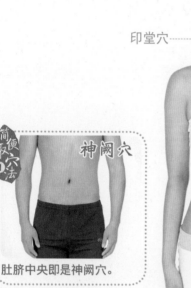

简便取穴法 1

神阙穴

肚脐中央即是神阙穴。

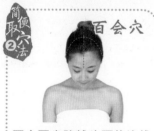

简便取穴法 2

百会穴

两个耳尖跨越头顶的连线与头部前后正中线之交点即是百会穴。

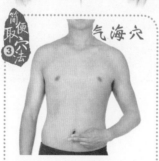

简便取穴法 3

气海穴

位于人体的下腹部，肚脐下方1.5寸处即是气海穴。

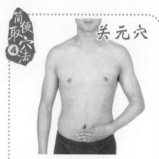

简便取穴法 4

关元穴

肚脐正中直下四横指（3寸）处即是关元穴。

❀ 选穴取穴

百会穴。精神紧张者，加灸印堂穴、神阙穴；素体虚弱者，加灸气海穴、关元穴。

艾灸方法

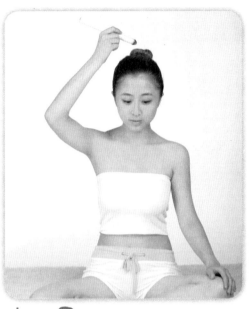

步骤 ① ←

　　温和灸百会穴，每次灸10～15分钟，乘车或乘船前灸1～2次即可。

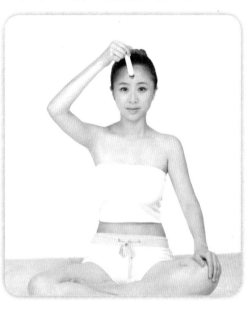

步骤 ② →

　　精神紧张者，温和灸印堂穴，每次灸10～15分钟，乘车或乘船前灸1～2次即可。

步骤 ③ ←

　　精神紧张者，温和灸神阙穴，每次灸10～15分钟，乘车或乘船前灸1～2次即可。

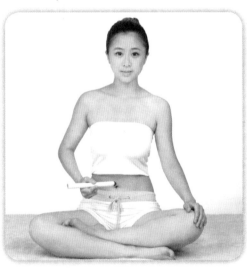

步骤 ④ →

　　素体虚弱者，温和灸气海穴、关元穴，每穴每次灸10～15分钟，乘车或乘船前灸1～2次即可。

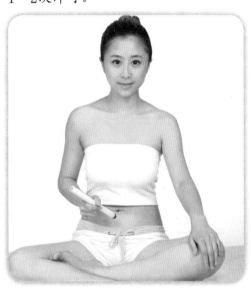

第二节 | 美白祛斑

　　女性中有皮肤萎黄或焦黑，肤色没有光泽，且质感粗糙，有棕色斑点的现象。引起此现象的主要原因是由于体内气血不足。艾灸美白祛斑的关键在于养气血。

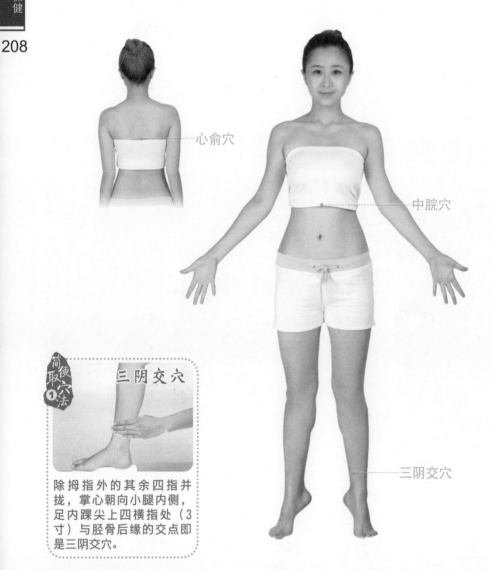

心俞穴

中脘穴

三阴交穴

简便取穴法①

三阴交穴

除拇指外的其余四指并拢，掌心朝向小腿内侧，足内踝尖上四横指处（3寸）与胫骨后缘的交点即是三阴交穴。

✿ 选穴取穴

　　三阴交穴、中脘穴、心俞穴。

艾灸方法

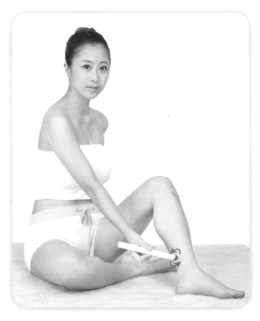

步骤 1 ←

回旋灸<u>三阴交穴</u>，每天1次，每次15～20分钟。

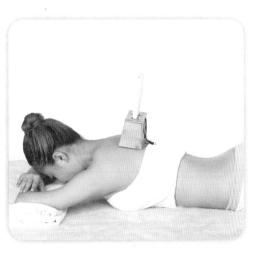

步骤 2 →

用艾灸盒灸<u>心俞穴</u>，每次灸10～20分钟，每日1次，5～7天为1个疗程，每个疗程间隔2日。

步骤 3 ←

温和灸<u>中脘穴</u>10～20分钟，每日1次，5～7天为1个疗程，每个疗程间隔2日。

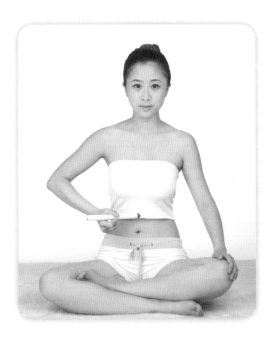

温馨提示

白天用洗面奶清洁皮肤后，擦保湿化妆水平衡皮肤，眼霜修护皮肤，保湿乳液滋润皮肤。夜晚在彻底清洁皮肤后，要用修护晚霜。每天按摩皮肤使保养工作事半功倍。每周要使用适合自己肤质的面膜，以补充皮肤中缺少的营养及水分。

第三节 减肥瘦身

肥胖不仅影响人的外在形象、社会交往、婚姻、就业等方面，而且成为了多种疾病的根源。艾灸疗法具有良好的减肥效果，而且不会出现不良反应。

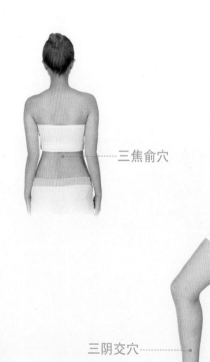

三焦俞穴

足三里穴

丰隆穴

三阴交穴

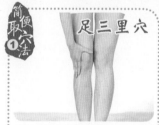

简便取穴法① 足三里穴

站立位，用同侧手张开虎口围住髌骨外上缘，四指自然伸直向下，中指指尖处即是足三里穴。

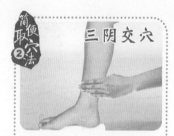

简便取穴法② 三阴交穴

除拇指外的其余四指并拢，掌心朝向小腿内侧，足内踝尖上四横指处（3寸）与胫骨后缘的交点即是三阴交穴。

❀ 选穴取穴

三焦俞穴、足三里穴、丰隆穴、三阴交穴。

艾灸方法

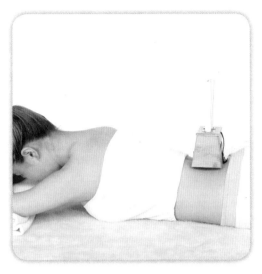

步骤 ① ←

用艾灸盒灸<u>三焦俞穴</u>，每次灸10分钟，每日1次。

步骤 ② →

温和灸<u>足三里穴</u>、<u>丰隆穴</u>，每次灸10～20分钟，隔日1次，10次为1个疗程。

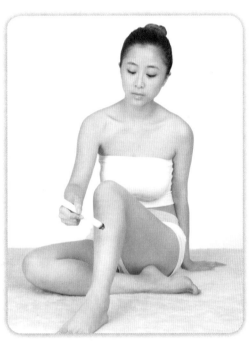

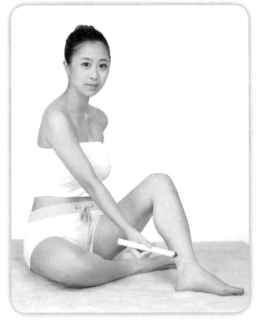

步骤 ③ ←

温和灸<u>三阴交穴</u>，每次灸10～20分钟，隔日1次，10次为1个疗程。

温馨提示

控制饮食，忌暴饮暴食。加强身体锻炼，多运动。以灸法结合其他控制体重的疗法同时进行，可明显增强节食、运动等减肥方法的效果。

第四节 补肾健体

肾为先天之本，强肾在人体生长发育及生殖功能中发挥着重要的作用。肾气充盛，人体的阴阳气血才得以平衡。人体以阳气为基础，阳气盛，人体亦可健康长寿。艾灸可温补肾气，振奋阳气。气血充盈，身体强健，则人的精、气、神俱在。

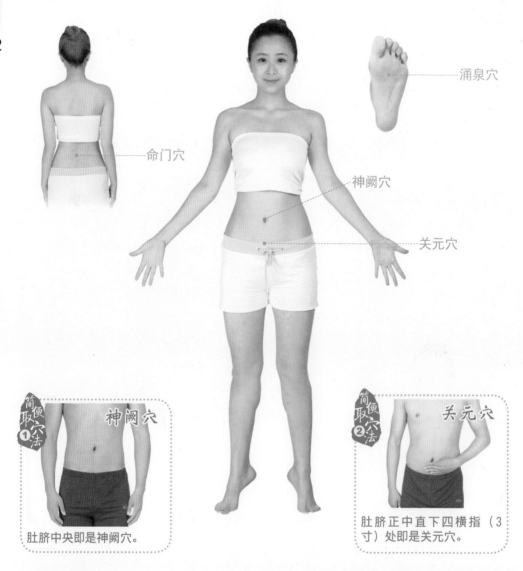

涌泉穴

命门穴

神阙穴

关元穴

简便取穴法① **神阙穴**

肚脐中央即是神阙穴。

简便取穴法② **关元穴**

肚脐正中直下四横指（3寸）处即是关元穴。

❀ 选穴取穴

神阙穴、关元穴、命门穴、涌泉穴。

艾灸方法

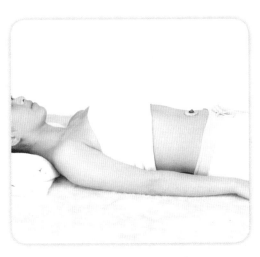

步骤 *1* ←

隔姜灸<u>神阙穴</u>，每次灸7～15壮。

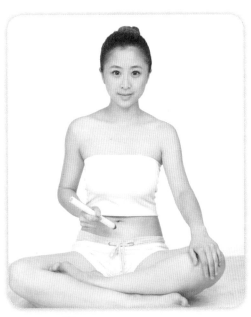

步骤 *2* →

艾条温和灸<u>关元穴</u>10～20分钟，隔日1次。

步骤 *3* ←

用艾灸盒灸<u>命门穴</u>，每次10～20分钟，隔日1次。

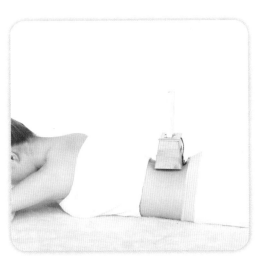

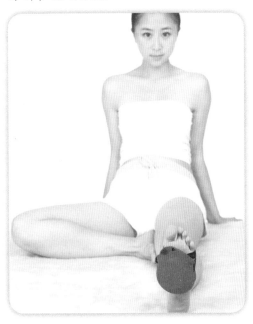

步骤 *4* →

用艾灸罐灸<u>涌泉穴</u>，每次15分钟，每日1次。

第五节

调理脾胃

脾胃是人体健康最主要的组成部分。在每个人的生活中，脾胃所起的作用是非常重要的，直接关系到我们是否有足够的能量来生活、工作。调养脾胃的根本是合理饮食，艾灸适当的穴位也可起到协调脾胃功能的作用。

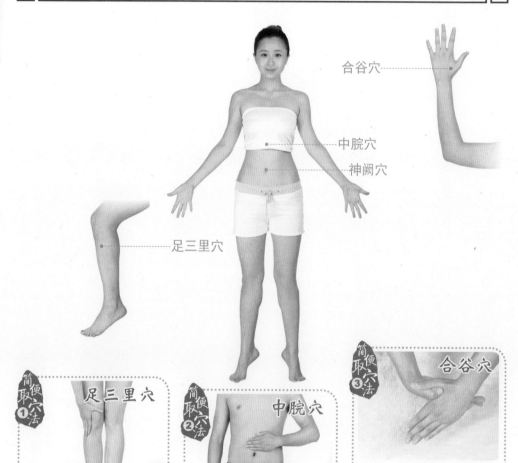

合谷穴

中脘穴

神阙穴

足三里穴

简便取穴法 ❶

足三里穴

站立位，用同侧手张开虎口围住髌骨外上缘，四指自然伸直向下，中指尖处即是足三里穴。

简便取穴法 ❷

中脘穴

肚脐中央与胸骨体下缘两点连线之中间点或脐上一手掌宽（4寸）的位置。

简便取穴法 ❸

合谷穴

拇指、示指分开，露出虎口，另一手的拇指关节横纹压在虎口上，拇指关节向前弯曲压在对侧的拇指、示指指蹼上，拇指尖所指处即合谷穴。

❀ 选穴取穴

足三里穴、神阙穴、中脘穴、合谷穴。

艾灸方法

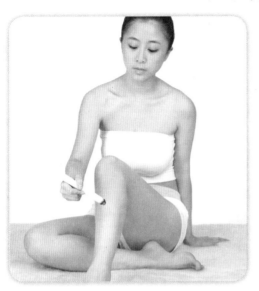

步骤 ① ←

用艾条温和灸足三里穴15～20分钟。

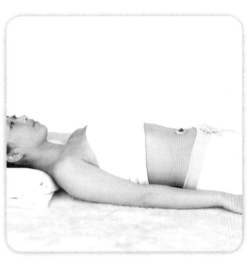

步骤 ② →

用隔姜灸法，灸神阙穴，每次灸5～10壮。

步骤 ③ ←

用艾条温和灸合谷穴10～15分钟。

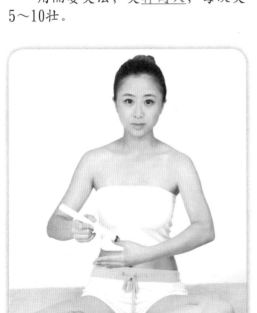

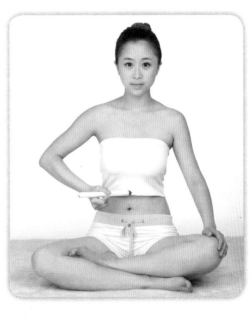

步骤 ④ →

用艾条温和灸中脘穴10～15分钟。

第六节 戒烟戒酒

烟草中含有大量对人有害的物质，如尼古丁等。吸烟会降低呼吸道的净化能力，引起气管炎、肺癌等。酒性猛悍热烈，容易向上窜行，酒后对大脑影响极其严重，表现为意识恍惚、头晕、头痛、头重脚轻等症状。

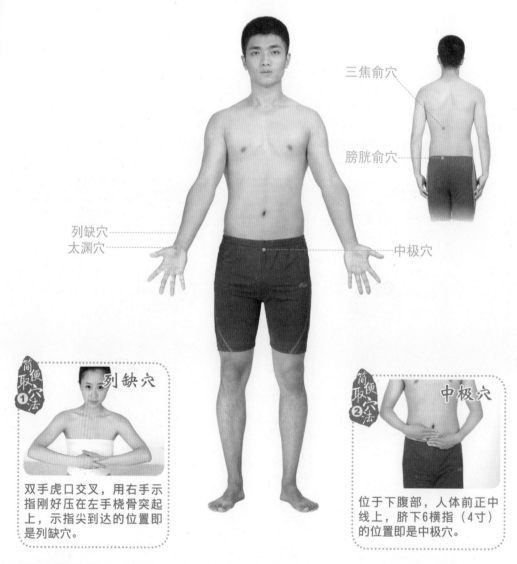

三焦俞穴

膀胱俞穴

列缺穴
太渊穴

中极穴

简便取穴法 ❶ 列缺穴

双手虎口交叉，用右手示指刚好压在左手桡骨突起上，示指尖到达的位置即是列缺穴。

简便取穴法 ❷ 中极穴

位于下腹部，人体前正中线上，脐下6横指（4寸）的位置即是中极穴。

❀ 选穴取穴

戒烟选列缺穴，太渊穴；戒酒选膀胱俞穴、三焦俞穴、中极穴。

艾灸方法

戒烟步骤 ①　→

　　温和灸<u>列缺穴</u>，每次10～15分钟，5天为1个疗程，间隔2天可行下1个疗程。

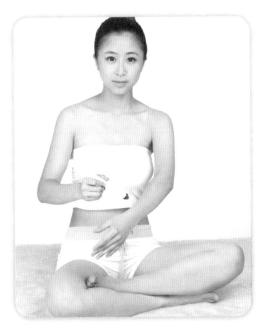

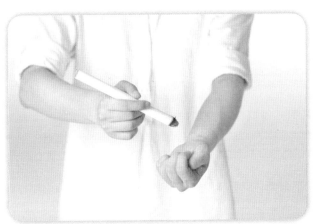

戒烟步骤 ②　↑

　　加灸<u>太渊穴</u>，效果更明显。每次10～15分钟，5天为1个疗程，间隔2天可行下1个疗程。

温馨提示

　　烟瘾来时，要立即做深呼吸，或咀嚼无糖口香糖，避免用普通零食代替香烟，否则会引起身体过胖；安排一些体育活动，如游泳、跑步、钓鱼等，一方面可以缓解精神紧张和压力，另一方面可以转移注意力。

艾灸方法

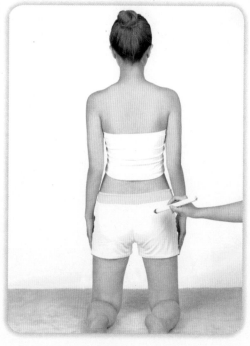

戒酒步骤 ① ←

温和灸<u>膀胱俞</u>，每次灸10～15分钟。

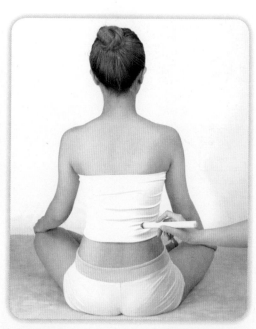

戒酒步骤 ② →

温和灸<u>三焦俞穴</u>，每次灸10～15分钟。

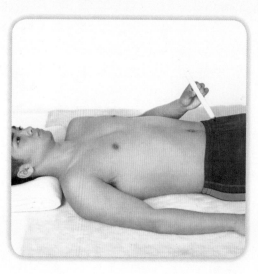

戒酒步骤 ③ ←

温和灸<u>中极穴</u>，每次灸10～15分钟。

温馨提示

酒后头痛喝蜂蜜水。蜂蜜中含有一种特殊的果糖，可以促进酒精的分解，减轻头痛症状，尤其对红酒引起的头痛格外有效。另外，蜂蜜还有催眠作用，能让人快速入睡，第二天起床后也不会头痛。

第七节 艾灸保健常用特效穴

艾灸保健常用特效穴，即命门穴、足三里穴、关元穴、中脘穴、神阙穴、涌泉穴、大椎穴、合谷穴，经常艾灸这八个穴可以增强人体免疫功能，对循环、消化、生殖、内分泌、神经系统都有很好的促进和调节作用。常用特效穴最适合自我养生保健，宜选择春夏每周施灸1～2次，秋冬每周施灸2～3次。坚持常年施灸特效穴，可以养生保健、延年益寿。

❀ 命门穴养生灸法的操作

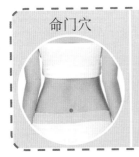

命门穴

命门位于体后正中线上，第2腰椎棘突下凹陷中。

艾灸的作用

艾灸命门穴，具有补肾壮阳之功效，可以缓解很多阳虚症状，如女性手脚冰凉，老年人关节怕冷，男性尿频、尿急等。命门为督脉之穴，是人体生命力的中心。平时也可以常用手掌心按摩命门，按摩到发热即可。

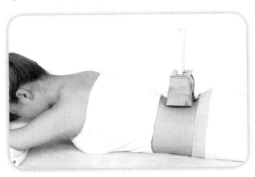

命门穴的艾灸方法 ↑

用艾灸盒灸命门穴，每次灸3～5分钟，每周灸1次，1个月为1个疗程。

❀ 神阙穴养生灸法的操作

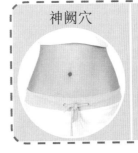

神阙穴

神阙穴位于脐正中处。

艾灸的作用

神阙穴为任脉之要穴，具有温阳益气、补肾健脾之功。艾灸神阙穴选择冬季艾灸为宜，有益寿延年之功效。

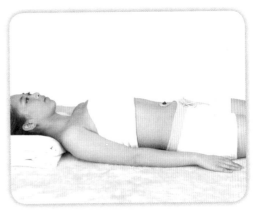

神阙穴的艾灸方法 ↑

隔盐灸或隔姜灸神阙穴，每次灸7～15壮。

足三里穴养生灸法的操作

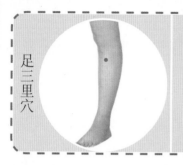

足三里穴

足三里穴在小腿前外侧，当外膝眼下3寸，距胫骨前缘外开一横指（中指）。

艾灸的作用

艾灸足三里穴能够调节全身气血不和或阳气虚衰引起的病症，尤其可调节胃经气血不和。经常艾灸足三里，可健脾益胃，促进消化吸收，还具有改善人的免疫功能、增强体力、解除疲劳、预防衰老的作用，并对肠胃、心血管系统等有良好的调节作用。中老年人常灸足三里穴还可预防中风。

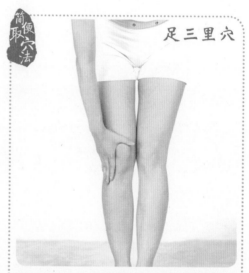

简便取穴法

足三里穴

站立位，用同侧手张开虎口围住髌骨外上缘，四指自然伸直向下，中指指尖处即是足三里穴。

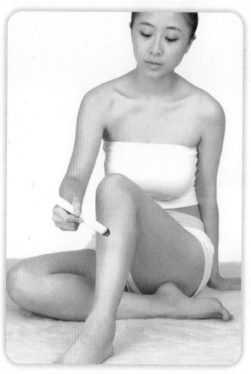

足三里穴的艾灸方法 ←

将艾条一端点燃，对准足三里穴，距2~3厘米进行熏灸，使患者局部有温热感即可，一般每侧穴灸10~15分钟，至皮肤稍红晕为度，隔日施灸1次，一个月灸十余次。

关元穴养生灸法的操作

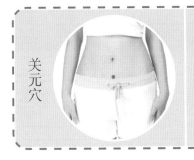

关元穴

关元穴在腹正中线上，肚脐下3寸。

艾灸的作用

艾灸关元具有通调冲任、调理气血、补肾固精、回阳固脱之功效，可调节泌尿生殖系统疾病。关元为任脉之穴，为一身元气所在，为生化之源，男子藏精、女子藏血之处，

温馨提示

由于女性的关元穴与子宫穴靠得很近，所以未婚的女性不能乱灸关元穴，易导致不孕。

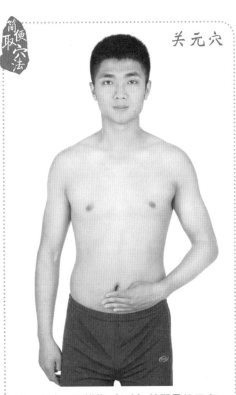

简便取穴法

关元穴

脐正中直下四横指（3寸）处即是关元穴。

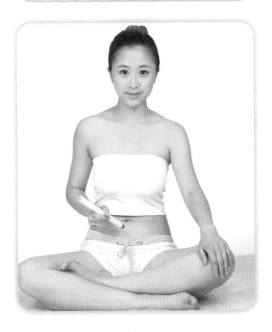

关元穴的艾灸方法 ←

温和灸关元穴，使局部有温热感不灼痛为宜，每次灸15～30分钟，灸至局部皮肤红晕为度。

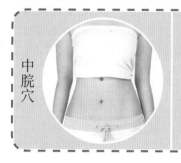

中脘穴

中脘穴位于腹部正中线，脐上4寸处。

222

艾灸的作用

　　艾灸中脘穴具有调胃补气、化湿和中、降逆止呕的作用。中脘穴为强壮要穴，具有健脾益胃、培补后天的作用。中脘穴为手少阳三焦经、足阳明胃经、任脉之交会穴。人在生病之后，首先要调理胃气，此时艾灸中脘穴效果最佳，故称中脘穴为养生保健要穴。

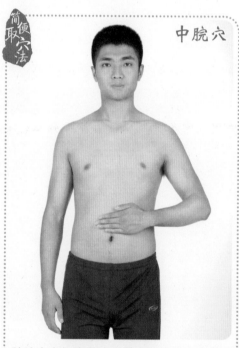

简便取穴法

中脘穴

肚脐中央与胸骨体下缘两点连线之中间点或脐上一手掌宽（4寸）

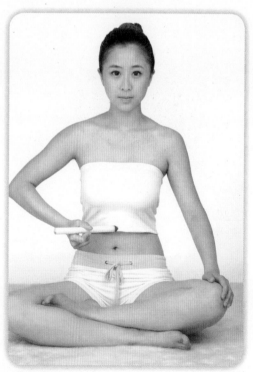

中脘穴的艾灸方法 ←

　　温和灸中脘穴，局部有温热感即可，一般灸10～15分钟，至皮肤稍红晕为度，隔日施灸1次。

涌泉穴养生灸法的操作

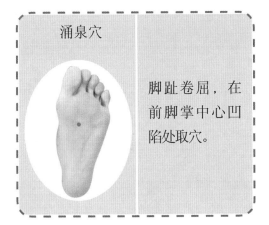

涌泉穴

脚趾卷屈，在前脚掌中心凹陷处取穴。

大椎穴养生灸法的操作

大椎穴

大椎穴在人体后正中线上，第7颈椎棘突下凹陷中。

艾灸的作用

涌泉穴有补肾壮阳，养心安神的作用。常灸涌泉穴，可健身强心，有益寿延年的功效。

艾灸的作用

大椎穴为手足三阳经之会。艾灸大椎穴，具有固表屏风之功效，可以防治感冒，缓解颈部不适。

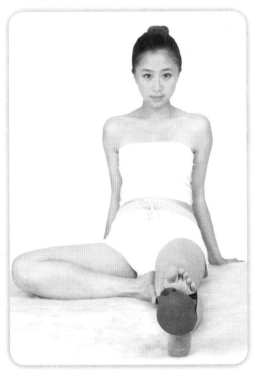

涌泉穴的艾灸方法 ↑

可用艾灸罐灸3～7壮，每天2～3次。

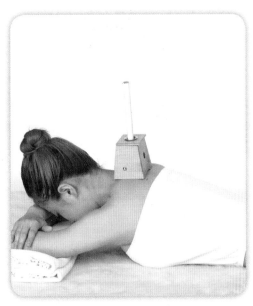

大椎穴的艾灸方法 ↑

体虚易感冒或患哮喘的人，可每年夏天用艾灸盒灸大椎穴10～20分钟。

合谷穴养生灸法的操作

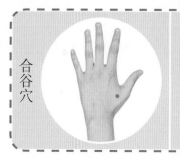

合谷穴

合谷穴位于手背，第一、第二掌骨间，当第二掌骨桡侧的中点处。

艾灸的作用

　　古人有面部、口部不适取合谷穴的说法，合谷为手阳明大肠经之原穴。艾灸合谷穴可以缓解头痛、眩晕、齿痛、上肢不遂、腹痛、便秘、发热等症状。

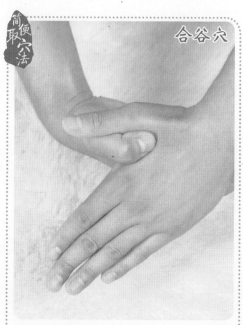

简便取穴法

合谷穴

拇指、示指分开，露出虎口，另一手的拇指关节横纹压在虎口上，拇指关节向前弯曲压在对侧的拇指、示指指蹼上，拇指尖所指处即是合谷穴。

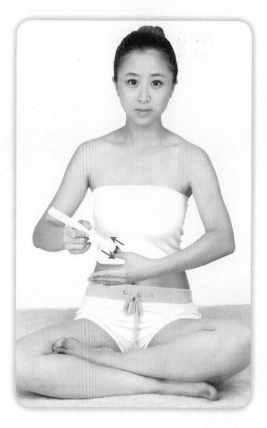

合谷穴的艾灸方法 ←

　　雀啄灸合谷穴，每次10～15分钟，每天1～2次。